命を看

青木悠紀子
AOKI YUKIKO

幻冬舎
MC

はじめに

人はこの世に生を受けた瞬間から、いつかは命が尽きる日が来ることが決まっています。やがて来る「死」を避けられないのであれば、最期は自分が希望する場所で安らかに死にたい、自分らしく人生を全うしたいと考えるのは当然のことだと思います。しかし、実際には誰もが望み通りの終末期を迎えられているわけではありません。

2020年に日本財団が67〜81歳の高齢者を対象に行った調査では、「死期が迫っているとわかったとき、人生の最期をどこで迎えたいか」という問いに対し、58・8%の人が「自宅」と回答しました（「人生の最期の迎え方に関する全国調査報告書」）。しかし、厚生労働省の「令和元年人口動態」によると、実際の死亡場所は病院が71・3%、老健・介護医療院が3・0%、老人ホームが8・6%、自宅が13・6%となっています。つまり、半数以上の人が在宅死を望んでいるにもかかわらず、実際に希望通り自宅で死ぬことができる人は少ないのです。

私は看護師として、横浜赤十字病院や地域の保健所、医師会設立の訪問看護ステーション・居宅支援センター、特別養護老人ホームなどさまざまな機関・施設で40年以上看護の仕事をしてきました。介護保険制度が発足する10年以上前から、行政の訪問看護師としてキャリアをスタートさせ、２００８年には訪問看護ステーションを開設し、数え切れないほどの患者・利用者の人生の最期に看護師として立ち会ってきました。そして、終末期ケアに携わり命を看つめる中で痛感したのが、住み慣れた家で患者・利用者が望む幸せな死を実現するためには、看護師だけでは限界があるということでした。

高齢者の身体状況や置かれた環境は一人ひとり異なります。病状や要介護の程度、生活習慣、家族構成などあらゆる面を考慮して、その人が自宅で生活するための支援をしなくてはなりません。たとえば医師や看護師は心身の苦痛を取り除く、介護職は食事や掃除などの生活全般を支える、福祉職は本人だけでなく家族を含め、公的なサービスの助言や手続きをサポートする――。このように医療従事者や介護・福祉職など各専門職が患者・利用者の状態を速やかに共有して最適な治療やケアを行わなくてはならないのです。

そこで私は看護のみならず、介護や福祉のさまざまなサービスも提供しようと考え、2013年に居宅介護支援事業所を開設しました。その後、療養通所介護事業所・児童発達支援（重心＝重症心身障害児）、放課後等デイサービス、障害者特定相談支援事業所、定期巡回・随時対応型訪問介護看護事業を設立し、今では専門職の垣根を越えたチームケアを行うことで、患者・利用者が住み慣れた家で安心して生活を送るための手助けをしています。

この本では、地域での私のこれまでの取り組みを通じて、その人らしい人生を支えるケアのあり方についてまとめました。本書が本当に幸せな死に方とは何か、幸せに生ききるとは何かと、命を看つめるきっかけとなり、多くの人がより良く生ききれる社会の実現につながれば幸いです。

命を看つめる　目次

［第3章］　超高齢社会の在宅ケアを担う中核になる

チームケアで患者・利用者の自分らしい最期を支える

［第4章］　高齢者が地域住民とのつながりをもつためのサービスを提供

［第1章］

増加の一途をたどる高齢者、膨らみ続ける医療費、不足する介護・福祉人材 超高齢社会を迎え問題山積の日本

2065年には2・6人に1人が高齢者の時代がやってくる

日本では毎年少子化が進行し、その一方では医療の発達により寿命は延びて高齢化率がどんどん高くなっています。

日本の人口は2008年の約1億2800万人をピークに減少に転じましたが、人口減少に伴って高齢化はさらに加速しています。日本の総人口に占める高齢者の割合は2023年には29・1%と過去最高になり、すでに世界でどの国も経験したことがない超高齢社会に突入しています（総務省統計局「統計からみた我が国の高齢者」）。

高齢化率は今後も上昇することが予想されていて、2036年には33・3%と3人に1人が高齢者となり、2065年には38・4%に達して、国民の約2・6人に1人が高齢者になる社会が到来するとされています。さらに75歳以上の後期高齢者の割合は2065年には25・5%になり、約3・9人に1人が後期高齢者になるとも推計されています（2020年版高齢社会白書）。

団塊の世代が後期高齢者になる2025年問題、その先に来る団塊ジュニアが高齢者になる2040年問題は、私が看護師になった1981年頃からすでに問題視されていました。しかし、結局のところ問題山積のままで私たちは2025年、そして2040年を迎えようとしているのです。

増え続ける医療費で現役世代の負担も限界に

少子高齢化が進むことで、医療や介護の業界には課題が山積しています。高齢になると健康上の問題が増えることから、医療や介護のサービスを利用する人が多くなって社会保障関係費の伸びはとどまるところを知らず、2023年度予算の社会保障関係費は36兆円を超えました。これは一般会計総額約114兆円の約3割を占める金額です（財務省「令和5年度予算のポイント」）。社会保障の給付のための費用は社会保険料だけで賄うことができず、税金や国債による借金で補っています。この状況が改善されなければ、子や孫の世代に負担を先送りし続けることになってしまいます。

医療費や年金などの社会保障関係費が増大すると、現役世代にも負担が重くのしかかります。75歳以上の後期高齢者が加入する後期高齢者医療制度の財源は、患者負担を除い

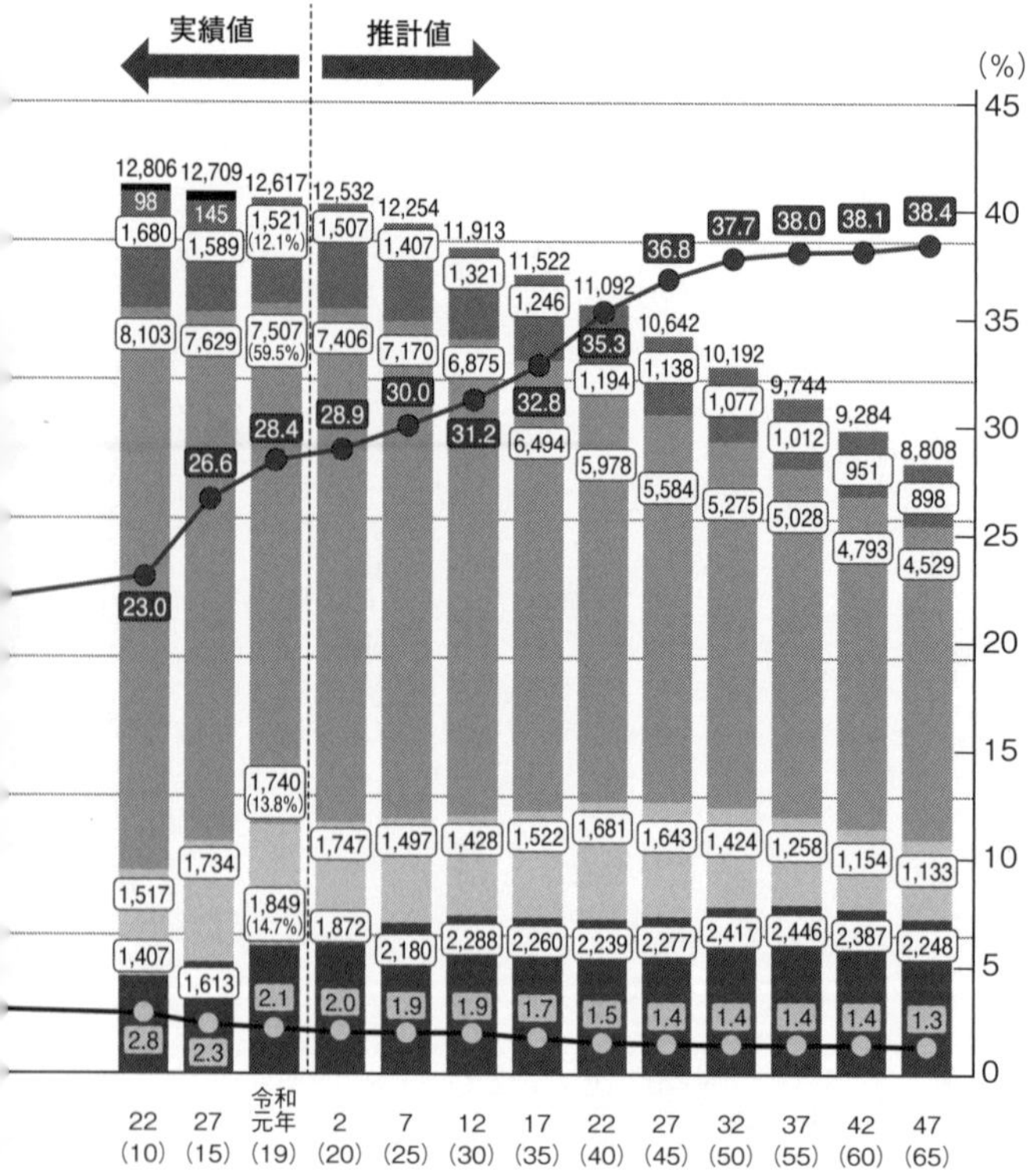

出典：内閣府「令和2年版高齢社会白書」より作成

［図表１］　高齢化の推移と将来推計

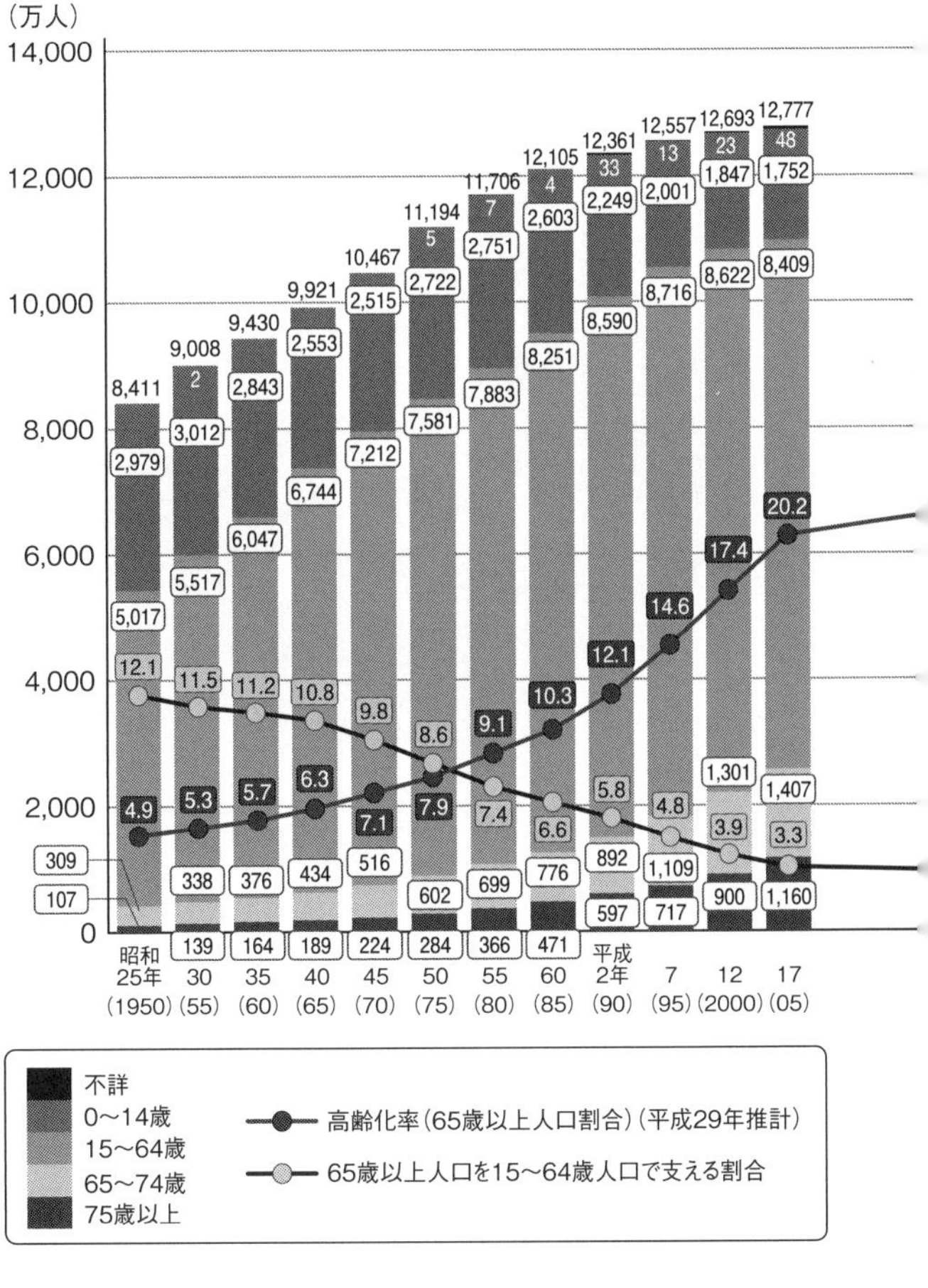

［図表２］　令和５年一般会計歳出の構成

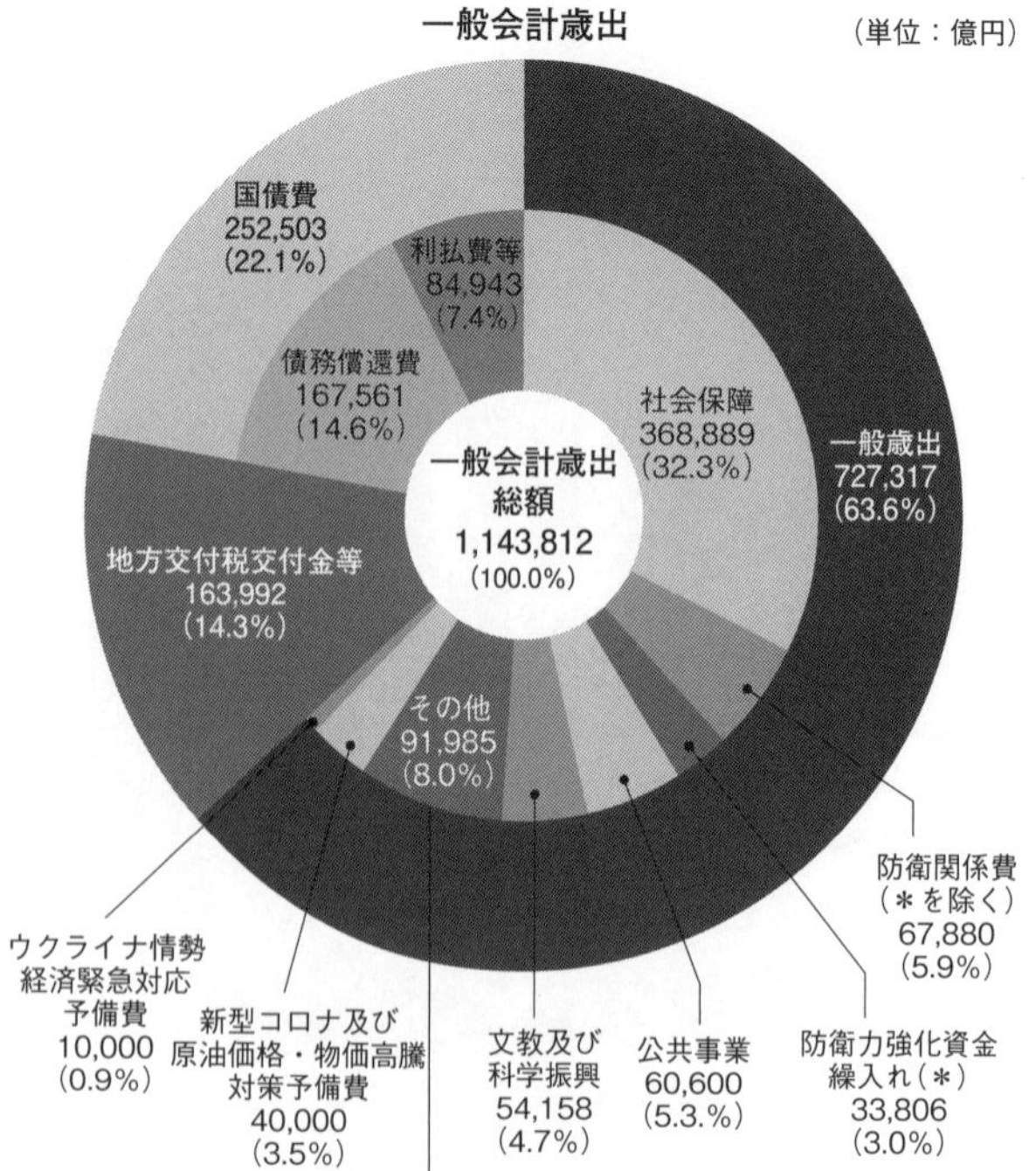

その他の内訳	食料安定供給関係費	12,654	（1.1%）
	エネルギー対策費	8,540	（0.7%）
	経済協力費	5,114	（0.4%）
	中小企業対策費	1,704	（0.1%）
	恩給関係費	970	（0.1%）
	その他の事項経費	58,004	（5.1%）
	予備費	5,000	（0.4%）

※「一般歳出」とは、歳出総額から国債費及び地方交付税交付金等を除いた経費のこと。
※「基礎的財政収支対象経費」（＝歳出総額のうち国債費の一部を除いた経費のこと。
当年度の政策的経費を表す指標）は、895,195（78.3%）

出典：財務省「財政に関する資料」より作成

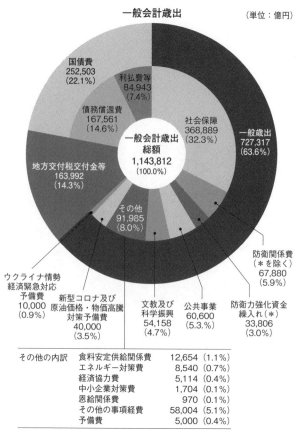

て5割が公費、約4割を現役世代からの支援金、約1割を後期高齢者の保険料で賄っています。高齢者の増加によって現役世代が負担する支援金も増え続け、現役世代1人あたりの年間負担額は、2010年度の約4万4000円から2020年度には約6万3000円と2万円近くも増えました。（厚生労働省「後期高齢者の窓口負担割合の在り方について」）

少子高齢化が進む日本で減少の一途をたどる現役世代が、自分たちをはるかに上回る数の高齢者を支えなければならない制度には限界があります。高齢者の医療費を社会全体で賄う仕組みの検討が求められていますが、なかなか打開策は見いだせていません。

日本中にあふれる介護難民や看取り難民

医療や介護、福祉人材の人手不足も深刻です。少子高齢化の進行が止まらないことにより、高齢者に対して現役世代は減っているので、医療や介護を支える医療人材、介護人材が今後さらに不足することは明らかです。

以前は高齢者の自宅介護では実の子や、子どもの配偶者、多くは家族のなかの女性が介護人材として大きな役割を担っていました。しかし、長男の嫁が義理の両親をかいがいしく介護を担ってきても遺産相続は法定相続人になることや、１９８５年に男女雇用機会均等法が制定されて社会構造が変化したことによって、「女性の生き方の意識改革」が行われました。その結果、女性の社会進出が当たり前となり、義理の両親の介護をすることから解放されるようになったのです。それに加えて核家族が当たり前となった現代では、もはや家族が高齢者を介護するという概念は崩壊したといってもよいと思います。

実の子が介護をするとしても子どもも高齢となり、夫や子どもと住む家から実家に通うか、家族と離れて介護のために親と暮らして老老介護をしなければならないケースも増えています。家族の力も期待できず、また外部の看護師や介護人材が減っていくという状況で、高齢者はますます追い詰められているのです。

超高齢社会に向けた対策として政府はさまざまな施策を講じて、看護師や介護人材の確保、育成に向けて取り組んできました。そうした施策が功を奏して、看護師も介護職員も数だけ見れば増加しています。厚生労働省のデータでみると、看護師の人数は２００２年に１２３・３万人でしたが２０２０年には約１７３万人になりました。同様に介護職員の数も右肩上がりで増え、介護保険が導入された2000年の約55万人が2021年には約215万人と4倍近くにまでなっています。

しかし、これだけ増えてもまだ不十分です。看護師や介護人材が増えるのを上回るスピードで高齢者が増えているため、結局のところ医療や介護を担う人材不足は解消されないからです。

このまま人材の不足が続けば、入院したくてもできない、医療や介護を受けたくても受けられない、自宅へ戻りたくても訪問してくれる医師や看護師もいなければ介護してくれる介護職員もいない、さらには最期を看取ってくれる人もいないという、医療難民、介護難民、看取り難民などが日本中にあふれかえることが予想されます。

この人手不足からくるさまざまな悲劇を避けるために国が取っている施策の一つに、海外から看護・介護人材などを呼び込む活動があります。経済連携協定（EPA）に基づく外国人看護・介護人材受け入れは、二国間の経済連携の強化という名目でインドネシアやフィリピン、ベトナムとの間で進められています。最も早くから始まったのはインドネシアで2008年からスタートし、その後にフィリピンやベトナムが続きました（経済連携

(EPAに基づく看護師・介護福祉士候補者の累計受入れ人数は8,000人超。)

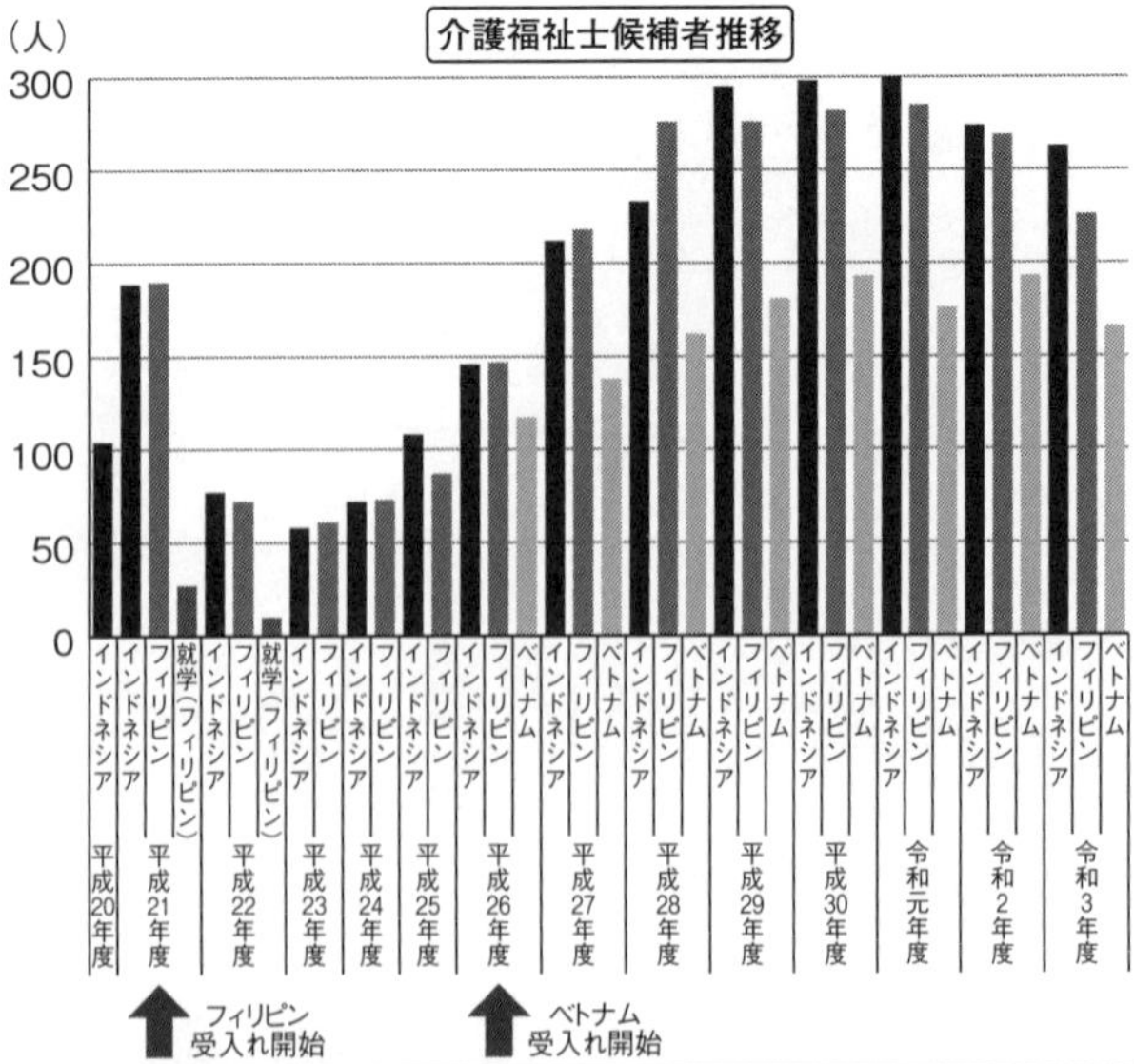

	H26年度	H27年度	H28年度	H29年度	H30年度	R1年度	R2年度	R3年度	累計
	41	66	46	29	31	38	23	8	722
	36	75	60	34	40	42	49※3	11	648
	21	14	18	22	26	41	38	37	217
	98	155	124	85	97	121	110	56	1587
	146	212	233	295	298	300	274	263	2629
	147	218	276	276	282	285	269※3	226	2462
	117	138	162	181	193	176	193	166	1326
	410	568	671	752	773	761	736	655	6417
	—	—	—	—	—	—	—	—	37

※2　介護福祉士候補者の就学コースについては、フィリピンは平成23年度以降送り出しが行われておらず、ベトナムは平成26年度の受入れ開始当初から送り出しが行われていない。

※3　令和2年度フィリピン人候補者は、新型コロナウイルス感染症の影響により、日本語研修免除者を除き令和3年5月に入国。

出典：厚生労働省「経済連携協定に基づく受入れの枠組」

［図表3］　看護師・介護福祉士候補者の受入れ人数の推移

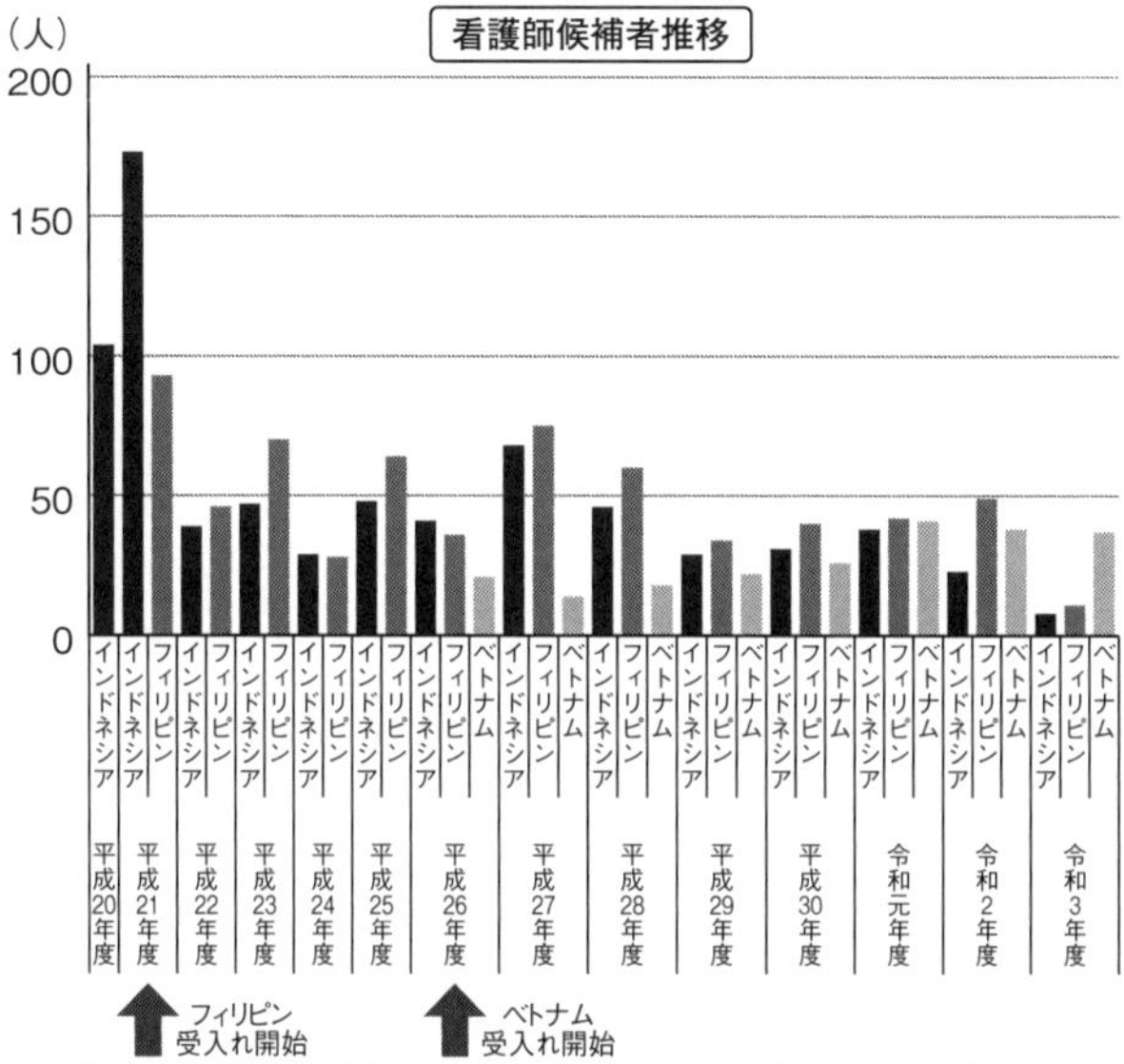

入国年度		H20年度	H21年度	H22年度	H23年度	H24年度	H25年度
看護	インドネシア	104	173	39	47	29	48
	フィリピン	—	93	46	70	28	64
	ベトナム	—	—	—	—	—	—
	合計	104	266	85	117	57	112
介護	インドネシア	104	189	77	58	72	108
	フィリピン（就労）	—	190	72	61	73	87
	ベトナム	—	—	—	—	—	—
	合計	104	379	149	119	145	195
	フィリピン（就学）※2	—	27	10	—	—	—

※1　国内労働市場への影響等を考慮して設定された受入れ最大人数について、看護師候補者は、各国200人／年（インドネシア、フィリピンについては、受入れ開始当初は2年間で400人）。介護福祉士候補者は、各国300人／年（インドネシア、フィリピンについては、受入れ開始当初は2年間で600人）。

協定に基づく受入れの枠組)。

この枠組みの中では、すでに母国で看護師や介護職などの資格や実務経験がある人を対象に、日本語で研修を受けてもらい、日本語能力試験に合格したら入国して日本の施設で看護職や介護職として働くことなどが想定されています。

たとえばインドネシアであれば、看護の場合はインドネシアでの看護師資格および実務経験2年がある人が対象です。介護の場合は高等教育機関(3年以上)を卒業したうえでインドネシア政府に介護士として認定されたか、インドネシアの看護学校(3年以上)を卒業した人を対象に、受け入れ希望施設とのマッチングや日本語研修、日本語能力試験などを経て受け入れ施設での就労を行います。

また、この枠組みを使って入国した看護師候補者や介護福祉士候補者は、その後日本の看護師国家試験や介護福祉士国家試験を受験することが求められます。そして国家試験に合格して、晴れて日本で有資格者として就労できるのです。

では、外国人人材の受け入れが進めば看護師や介護職の人手不足が解消されるかといえば、それほど簡単な話ではありません。EPAに基づく外国人人材の受け入れは、看護師では3カ国合計でも100人程度で、2008年の制度スタートからの累計でも約1500人にとどまっています。年間の受け入れは100人程度で、国家試験に合格する人はさらに限られます。看護師の国家試験については、合格率は毎年10％前後と低迷していて、日本人が看護師国家試験を受ける場合の合格率の約90％に比べ大きく下回っているのが現状です。

介護福祉士については看護師よりは人数が多く、毎年600～700人が受け入れによって入国しています。介護福祉士国家試験の合格率は看護師国家試験よりも高く、40～50％台で推移しています。これは日本人が介護福祉士の国家試験を受ける場合の合格率が約70％であることを考えると、言葉の壁などを克服していることなど、日本人以上の努力が必要だということを考慮すると高い合格率といえるかと思います。しかし、外国人人材から誕生する介護福祉士は年間300～400人程度で、これでは2040年には約69万人不足するといわれている介護人材を補うにはほど遠いといわざるを得ないのです。

利用者数は100万人を超えるも訪問看護師はわずか4・9％

限られた医療資源を有効活用するために、政府は2013年度から、5カ年の医療計画に「在宅医療について達成すべき目標」を明示するなど在宅医療・介護を推進しています。病院から地域へというかけ声の下で、在院日数はどんどん短くなり、抗がん剤治療なども外来で行うことが主流になりました。こうした流れの中で近年、自宅で療養する利用者の状態は多様化・重度化しています。

たとえばがんの末期患者や人工呼吸器の装着者、栄養を摂るためのチューブなどを使用していながら自宅で暮らす人が増えています。あるいは、重度の障がいや医療的ケアが必要な小児、精神障がいがある人、認知症患者なども施設や病院ではなく自宅療養する人や、さらには、人生の最期を病院ではなく自宅で迎えたいと考える人も増えているのです。

では、自宅で安心して療養するためには何が必要かといえば、それは在宅医療であり在宅介護です。医療や介護の受け皿があってこそ、初めて地域で安心して療養生活を送ることができるからです。そのような在宅医療の充実のために重視されてきているのが訪問看

［図表４］　看護師の就業場所

※衛生行政報告例（就業医療関係者）の概況
（2020 年末現在、就業看護師数：128 万 911 人）

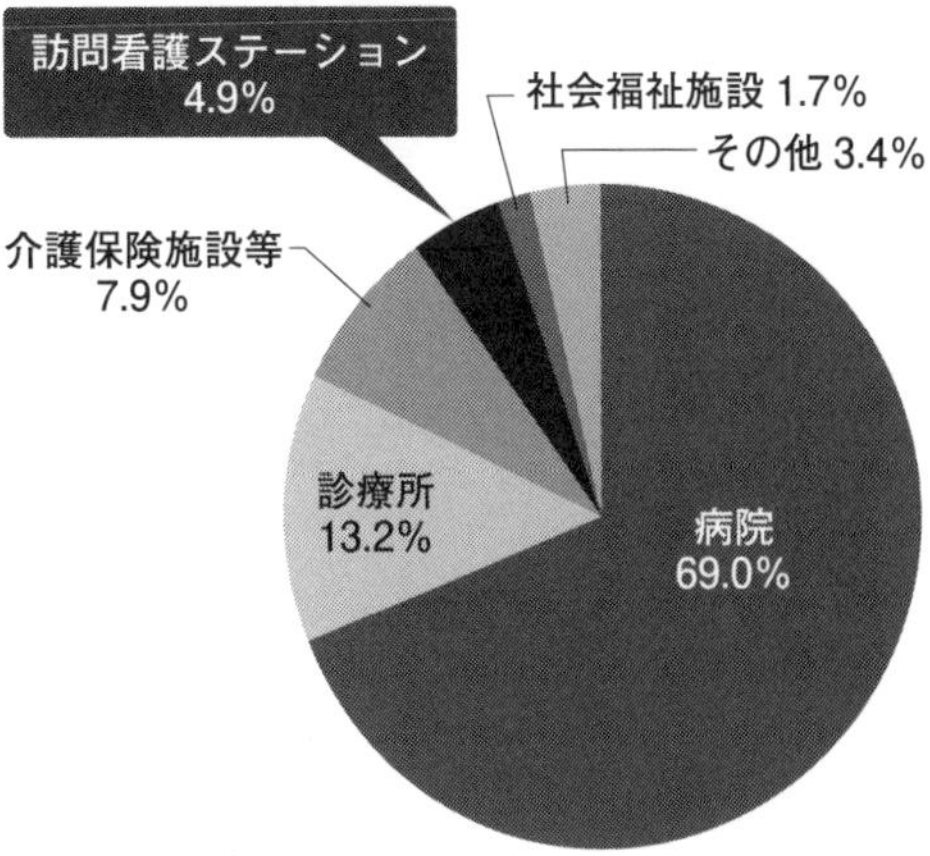

出典：厚生労働省「経済連携協定に基づく受入れの枠組」

護や訪問介護です。

実際に、訪問看護の利用者数は増えていて、ニーズが高いことが分かります。訪問看護利用者は介護保険の給付対象である要介護・要支援者では約67万人、医療保険の給付対象である小児や要介護者以外の利用者が約38万人と、あわせて100万人以上に上ります（厚生労働省社会保障審議会資料「訪問看護」）。

また、訪問看護ステーションを利用している人とそうでない人とでは、自宅で最後まで過ごせるか

［図表５］　平均寿命と健康寿命の推移

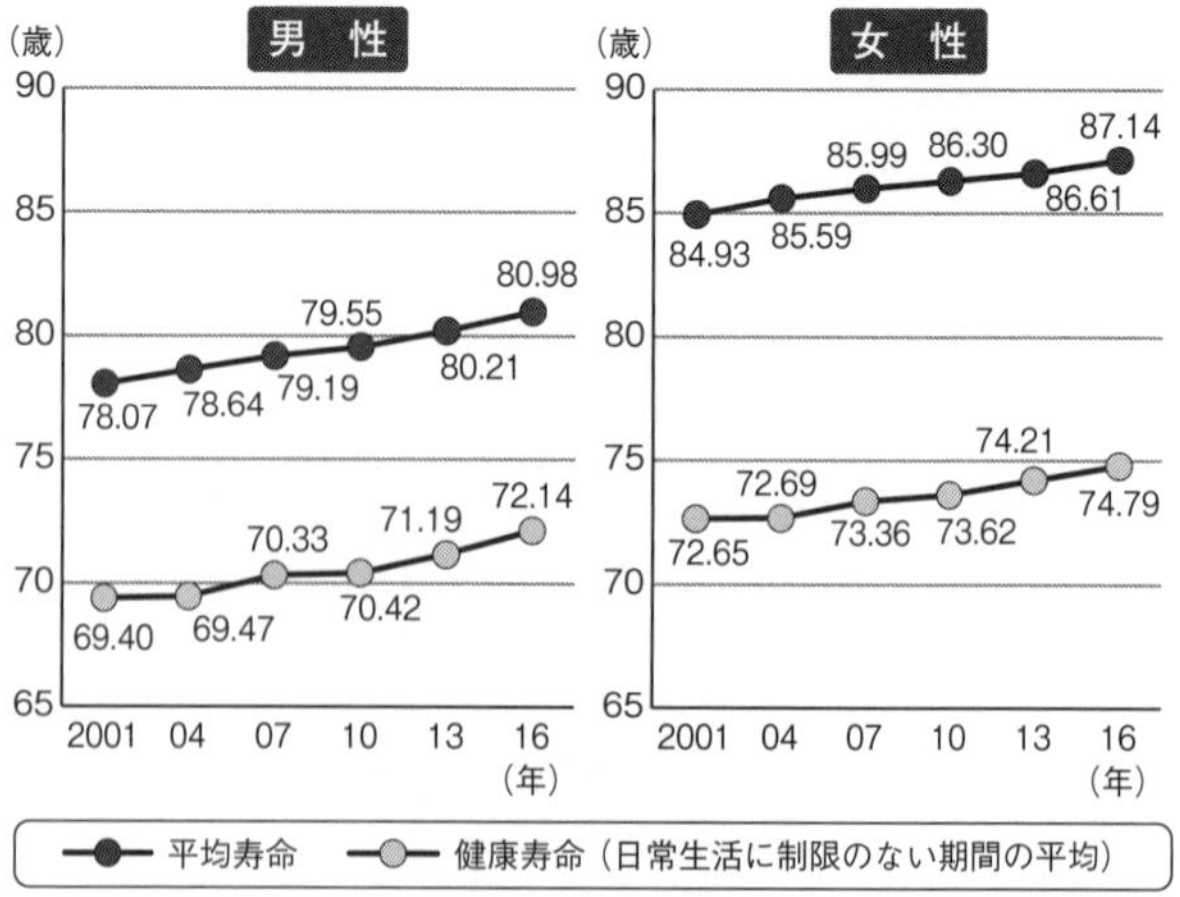

出典：厚生労働省「令和2年版　厚生労働白書」

どうかの確率が大きく変わっていることが分かっています。自宅で亡くなる人の割合は全国平均が約13％に対し、訪問看護ステーションの利用者では約56％に上りました（「訪問看護アクションプラン２０２５」）。このように地域で受け皿となる訪問看護などがあるかどうかは、亡くなる場所を大きく左右するのです。

それでは在宅医療を支える訪問看護師の状況はどうかというと、看護師の就業先の大半は病院に集中しているため、地域で活動する看護師は足りていません。病院で働く看護師が全体の約7割であるのに対し、訪問看護ステーションで働く看護師の割合は、少しずつ増えているとはいえわずか4・9％です（2020年衛生行政報告例〈就業医療関係者〉の概況）。これでは増え続ける利用者を支えることなど、ほぼ不可能といっても過言ではありません。

社会保障関係費の増加や医療・介護の人手不足などの社会的な問題に加えて、改めて一人ひとりが自分の人生をどのように締めくくるかを考えることが求められています。寿命がそれほど長くなかった時代は、医療といえば急性期の治療を主体に考えればよく、長期療養後の看取りについて私たち医療や介護の関係者はあまり真剣に考えてきませんでした。

しかし、今や平均寿命と健康寿命の差は平均して男性が約9年、女性が約12年と長期化し、介護が必要な期間が延びています（2020年版厚生労働白書）。こうした中で誰もが人生の最後をどのように過ごしたいか、どのようなケアを受けて、どのようなケアは受けたくないかなどを自ら考えておくことが求められているのです。これをしっかり考えておかないと、本人が望むように生ききることができないだけではなく、残された家族にも大きな負担がのしかかったり、亡くなってから後悔の気持ちを抱かせたりすることになります。

世界でも例のない超高齢社会に突入し、さらに少子高齢化の進行が止まらない中、医療や介護の世界は、急性期一辺倒だった時代から大きな転換期を迎えています。在宅医療や介護に従事する者は、それぞれの利用者が望む最期を迎えられるように支援しなければなりません。単に医療的処置やケアを提供するだけではなく、その人らしく過ごすことを支援し、かけがえのない命に寄り添うことが強く求められているのです。

［第2章］

赤十字病院、保健所、医師会……さまざまな現場を経て見えてきた患者・利用者にとっていちばん幸せな死に方とは

子育てを経験して外来だけでは不十分と実感

私は1981年に看護学校を卒業し、神奈川県横浜市にあった横浜赤十字病院（現横浜市立みなと赤十字病院）で看護師としての第一歩をスタートしました。横浜赤十字病院では産科、小児科、外科、循環器科病棟などをはじめとしてほぼ全科にわたる外来勤務を経験し、看護師として充実した日々を過ごすことができました。

結婚によって退職し、家庭に入りました。やがて子どもを授かり育児に没頭することになりますが、子育ては慣れないながらも、仕事とはまた違った意味で楽しいものでした。同時に、子育て中は社会から隔離されたように思い、焦りや孤独も感じたものです。私は学生時代から琴が好きで、夢中になって練習していました。ところが子育て中には練習する時間は思うように取れず、自分より若い人たちがどんどん上達していくのを見て、おいていかれるように感じたのを覚えています。

しかし、どれほど焦りや孤独を感じて仕事を始めようとしても、看護師の仕事は夜勤もあって幼い子どもを育てながら復職するのは困難です。受診のために横浜赤十字病院へ子どもを連れて行くたびに、師長から復職の誘いを受けていましたが、なかなか首を縦に振ることはできませんでした。

当時、ふと目にとまったのが自治体の広報誌に載っていた「訪問看護師募集」の求人案内です。日本の訪問看護は1982年に制定された老人保健法のもとで1983年から病院の退院患者の訪問看護が診療報酬で認められるようになりました。私が訪問看護を始めたのは1985年頃のことで、訪問看護といってもまだやり方が確立されていたわけではなく、手探りで皆が取り組み始めた時期でした。しかも、まだ訪問看護という仕組み自体ほとんど普及しておらず、横浜市で潜在看護婦委託による在宅老人家庭看護訪問指導事業が始まり、メンバーを募っているものでした。

私自身まったく未経験でしたが、訪問看護という言葉に強く惹かれたのです。横浜赤十字病院で外来勤務を経験したり、自分自身が出産し、育児をしたりする中で、幼い子どもを抱える母親や父親にとって病院の外来を受診することがとても大変だと気づいたからです。

幼い子どもは大人よりも頻繁に体調を崩します。すぐに受診すべきか少し様子を見てもいいか、親には判断ができません。私は看護師なのである程度は判断できますが、一般的に親たちはすぐに受診すべきかどうかの判断でも迷ったり不安を抱えたりするはずです。

さらに、医師は「何かあったらすぐに受診するように」と言いますが、小さい子どもが何人かいる場合など、子どもを連れて受診することは簡単ではありません。病気ではない子どもの預け先をどうするかなど、大変な苦労をして病院へ連れてきているのです。

公園デビューをして子育て中の母親から病状についての相談を受けたり、自分自身が育児をし、子育て世代の医療にまつわる苦労を身をもって経験したりしたため、外来診療だけでは十分ではないということを痛感していたのでした。

看護の継続性を考えても、外来だけでは不十分という思いがありました。病院は基本的に自ら受診した患者に対しては責任を持って治療にあたります。しかし、実際にはそれだけで患者の健康を守ることができるかといえばそうではありません。たとえば、1カ月分しか薬を処方していないにもかかわらず、1カ月が過ぎてもなかなか来院せず、半年後にようやく受診する患者がいたとします。当然、数カ月間服薬していなかったわけですから、半年経った時点での検査値は大幅に悪化しています。

この場合、検査値の悪化に対応するだけではなく、なぜこの患者は数カ月間通院しなかったのか、通院できない理由は何かということにまで関心を持つべきです。そうでなければ、受診時に治療して体調が回復しても、また数カ月間治療をしないと体調は再び悪化してしまうからです。

ここで、外来の看護師に少しのゆとりと気づきがあり「通院が大変ですか？」と声かけができれば、患者の困りごとを引き出せる可能性があります。もしかすると患者自身が病識の理解が不足しているかもしれません。もしも通院が負担なら、自宅近くの病院へ紹介状を書いて引き継いでもらえるかもしれません。経済的な問題など、通院できない理由が何かしらあるはずです。

しかし、多忙な日々の外来診療に追われる中でも、患者の受診時に医師や看護師がこうしたことに気づかなければ、患者は適切な治療を受けられなくなってしまいます。外来看護の仕事はどうしても、日々の外来診療をスムーズに進めることに気を取られがちです。しかし、私はもっと患者一人ひとりをきめ細かく看たいと思っていました。そして、外来診療から抜け落ちてしまうような患者がいないようにしたい、そのためには訪問看護はまさにうってつけだと思ったのです。

人と深く関われる訪問看護に夢中になる

私は非常勤の訪問看護師として、保健師や理学療法士、作業療法士、ケースワーカーなどの多職種と地域を回り、自宅で暮らすさまざまな病気を持つ人たちと関わっていきました。

当時はまだ今よりは地域のつながりが生きていて、核家族化が進みつつあるとはいっても、家族によるサポート体制がある程度は期待できる時代でした。また、2000年に介護保険制度ができる10年以上前のことだったので、高齢者は家族に介護されながら自宅で過ごすことが一般的でした。私はそうした家庭を回っては、地域で病気や高齢になった人がどのように暮らしているかを間近で知ることができたのです。

私が目にしてきたのは、病気になったり障がいをもったりしても、一生懸命その人なりに地域で暮らしている利用者の姿でした。ある男性の利用者は体に一部麻痺があるにもかかわらず、妻が仕事に出かけている間にできることはしたいといって、一生懸命家事をしていました。車椅子に乗り孫の手を使って時間をかけて汚れ物を洗濯機に入れている姿を見るたびに、体が大変でも前向きに生きている姿に勇気をもらう思いがしました。

私は訪問看護師として地域を回るうちに、病気を抱えていても安心して自宅で暮らす利用者に多く出会いました。そして、彼らの生活を間近で支えるうちに、人と人とが深く関わることができる訪問看護の仕事に夢中になっていったのです。

行政の訪問看護師としてキャリアをスタート

行政の事業として訪問看護師のキャリアをスタートさせたので、高齢者や福祉に関する行政の動きを常に身近に知ることができたのは勉強になりました。1989年には厚生省と日本歯科医師会によって「8020（ハチ・マル・ニ・マル）運動」が始まりました。これは高齢者が生涯自分の歯で食事ができるように、80歳で20本の歯を残すことを目標に設定したものです。

さらに同年、政府は「高齢者保健福祉推進十か年戦略（ゴールドプラン）」を策定しました。プランではすべての国民が安心して老後を送ることができるように、ヘルパーの養成や特別養護老人ホームの整備などについて数値目標が掲げられました。同時に「ねたきり老人ゼロ作戦」や高齢者の生きがい対策の推進なども盛り込まれたのです。

私は訪問看護の現場を経験しながら、同時に高齢者社会でどのように政府や関係団体が高齢者を支えようとしているのかも見てきました。こうした経験からも、私は自分自身の土台は、行政に育ててもらった、という気持ちを持っています。そのため、介護保険に対しても、公的なお金を使っているからには困っている人に平等にサービスが行き届くべきだと考えています。この考えは株式会社を立ち上げた今でも私の中にあり、株式会社として営利事業とはいっても根底には公平中立を大事にしているのだと思います。

行政の一部門として訪問看護を4年ほど経験したあとに、元いた病院に誘われて外来や病棟で働くほか、保健所の保健師から誘われて特別養護老人ホームに籍をおいたこともありました。一度訪問看護を経験してから再び病棟や外来で働いたこと、そして初めて特別養護老人ホームで働いたことはどちらも非常に勉強になりました。

たとえば外来で勤務しているときは、医師がどのような医学的根拠で検査をしたり処方をしたりするのか、あるいはどのような過程を経て治療方針を決定していくのかを学ぶことができます。こうした知識は在宅で患者や利用者のケアをする際に、とても役立ちました。また、病棟や外来勤務では、本当にさまざまな診療科を担当し、その経験が私の強みとなりました。

専門分化や分業が進んでいますが、自分の専門領域の看護に加えて在宅の場では幅広い診療科の病気を持つ患者・利用者をケアしなければなりません。患者の状態によっては病院の受診を促しますが、そのときも適切な診療科につなぐのに総合的な医療の知識が必要となります。もしも私が1つの診療科しか経験していなかったら、幅広い知識と経験を求められる訪問看護の仕事は務まらなかったかもしれません。このようなことから私は、自分なりの軸や目的があれば、看護師の転職は必ずしも悪いものではないと考えています。

病院に行ってどの診療科を受診すればいいのか分からないとき、受付で症状を聞いて受診すべき診療科を教えてくれる看護師がいると思います。これは非常に重要な役割で、豊富な経験と知識がなければ務まらない仕事です。訪問看護師は地域の中で、これと近い役割を求められることがよくあります。患者や利用者から悩みを聞いて、適切な診療科へつながる交通整理の役割を私自身が果たすことができたのは、ほぼすべての診療科を経験してきたからこそだと感じています。

このほか期間としては4カ月程度だったのですが、特別養護老人ホームでの経験も非常に勉強になりました。この期間には多くの認知症患者と接することができたので、その後の認知症ケアに生かすことができました。

しかし、再び病院で働いたり、短期間ではあったものの特別養護老人ホームなどを経験したりしたことで、訪問看護への思いはより一層強くなっていきました。それは、病院や施設を経験すればするほど、そこまでたどり着かずに自宅でがんばって暮らしている人たちへの思いが強くなっていったからです。

医師会の訪問看護ステーション設立の責任者へ

自分自身の進むべき道は地域にあることに気づいたあとの1996年、横浜市磯子区の医師会を母体とする訪問看護ステーションを立ち上げることになり、その立ち上げを担う責任者として白羽の矢が立ちました。当時、訪問看護の必要性は知られるようになっていったものの、医師は医療のことは分かるが看護のことは看護師に一任するということで、とても自由にやらせてもらったことを覚えています。

立ち上げから実際の運営まで関わって、自由に看護をさせてもらいました。少なくとも赤字にはなりませんでしたが、どうしても医療は人件費が高いので、経営的にみたらどれほど貢献できたかは分かりません。それでも「質のいい看護を追求したい」という目標の実現に燃えていた私に対して、母体である医師会の先生たちはとがめることはありませんでした。

良い看護を提供しようと思ったら、やはりそれなりに人数が必要になりますし、1日に訪問できる件数もあまり増やすことはできません。経営的なことを考えて1日に7、8人訪問するステーションもあるかもしれませんが、私は1日4人が基本で、何かの臨時対応が入ったとしても最大で5人までに抑え、一人ひとりを丁寧に看る方針を貫きました。月曜日の朝1人目の訪問と金曜日の最後の訪問とで同じケアの質を保つためには、看護師の疲労度合いにも気を配る必要があります。そのように考えると、やはり1日4、5人が限界ではないかと私は思っています。

この当時は医師会に籍をおいていたこともあり、行政や地域連携などに関係した多くの会議や講演会に出席させてもらいました。ここでも行政の動きを知ったり、地域のさまざまな職種とつながったりすることができたのは有益でした。もしも私が医師会を母体とした訪問看護ステーションの管理者でなければ、こうしたさまざまな経験を積むことはできなかったと思います。訪問看護師としてのスタートが行政だったこと、そして医師会を経験したことは、単に民間の事業所などで訪問看護をするだけではない、幅広い物の見方などを私に与えてくれたと今では考えています。

訪問看護師はコスト意識を持つべき

私は公平中立に看護やサービスを提供することを大切にしてきましたが、ほかにも大切にしていることがあります。それは患者や利用者に、私たちが仕事をすることによるメリットをきちんと感じてもらうこと、そして頂く対価の分だけしっかり仕事をすることです。

私が仕事を始めた頃は、まだ訪問看護師というものが十分に普及していなかったので、理解が得られないこともありました。しかし、常に自分たちが利用者からお金を頂いて仕事をしていることを看護師は忘れてはなりません。

たとえば利用者宅に行って1時間850円の料金がかかったとします。利用者の自己負担が1割だとしたら、トータルで8500円の費用がその1時間で発生しているわけで、看護師はこうしたことも認識すべきです。病院では看護師は自分たちが働いた分の金額がいくらになるのか見えにくいため、ともすればお金のことに疎くなりがちです。お金のことは「事務に聞いてください」で済ませてしまい、どうしてもコスト感覚をなくしてしまいます。病院がどのように収入を得て、どうすれば自分たちの給料が増えるのか、意識していないため、物品などもあればあるだけ使ってしまうということが起きてしまいます。

在宅では1時間ケアすればいくらと金額が明確になります。また、物品についても利用者から受け取っているお金で購入していると考えたら、一つたりとも無駄にはできません。こう考えると、次々と新しい物を購入するよりは、いかにお金を使わずに同じ効果を出せるかに知恵を絞ることが重要だと分かります。

このことを理解してほしくて、最初の頃は1回1回現金で利用料金を受け取って、その都度訪問した看護師が領収書を渡すようにしていました。これによって絶えず、自分たちの仕事が受け取る対価に見合っているかを考えてほしいと思ったからです。

私は今でも、いかにお金を使わずに利用者をケアできるかをよく考えます。たとえば下の世話をするときの洗浄に使う道具は、専用の福祉用具を購入したら数千円かかります。しかし、わざわざ専用の物を買う必要などありません。500ミリリットルのペットボトルのふたに穴を開けてシャワーのように微温湯を流せば、それで十分代用品になるからです。もちろん、代用品を作るのに手間がかかりすぎては本末転倒です。なるべく利用者にお金がかからずに、かつ看護師の負担を軽減する方法を考えることが好きなのです。

介護保険導入で戸惑った「時間単位のケア」

2000年になると、ついに介護保険制度がスタートしました。高齢化が進む中で、それまで家族が担っていた介護を社会全体で支えようというのが介護保険制度の趣旨ですが、始まった当初はあちこちで混乱もありました。その一つが、ケアの時間です。

訪問看護が始まった当初は、訪問看護の報酬体系は医療保険のみでした。医療保険はケアを時間で区切るという考え方がありませんから、必要なケアをする時間が30分だとしても1時間半だとしても1件は1件です。これに対して介護保険では時間区分という仕組みが導入されているため、30分単位や1時間単位など時間で動くことが求められるのです。

この考え方は、最初は非常に抵抗感がありました。なぜなら、看護師の仕事は時間で区切ることがとても難しいからです。たとえば排泄ケア一つをとっても、排便ができないで浣腸をしているときに時間が来たら、そこで終了というわけにはいきません。その他、褥瘡のケアにしても点滴や吸引などにしても、時間でケアを区切ることは難しいのです。

もちろん、すべてを医療保険で賄っていたら国民皆保険制度は破綻してしまうので、介護の必要な利用者は介護保険で対応することが必要なのは分かります。しかし、それまで時間を気にせず必要なケアをしてきた私たちにとっては、時間でケアを区切られる介護保険に対する戸惑いはなかなか消えませんでした。

また、今では地域包括ケアセンターやケアマネジャーによる介護保険の枠組みが確立されていますが、始まった当初はまだ、こうした介護の専門職による制度の運用もスムーズではありませんでした。そのためしわ寄せがきたのが地域の保健師です。

介護保険サービスを受けるためにはまず介護認定の申請をし、認定調査を受けなければなりません。しかし、最初の頃は認定の流れもなかなかうまくいきませんでした。認定調

［図表6］　介護サービスを受けるための手続きの流れ

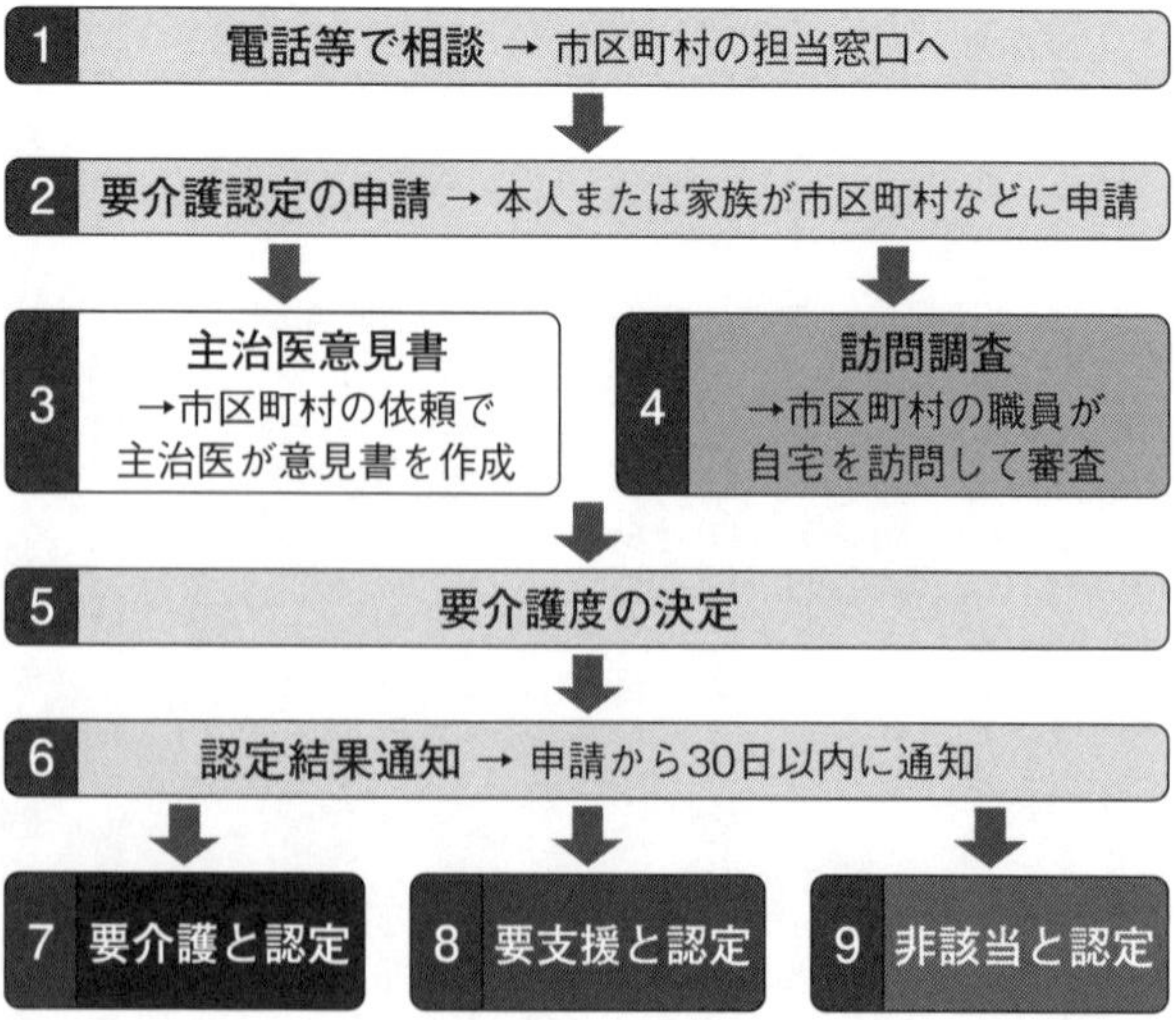
1 電話等で相談 → 市区町村の担当窓口へ
2 要介護認定の申請 → 本人または家族が市区町村などに申請
3 主治医意見書
→市区町村の依頼で
主治医が意見書を作成
4 訪問調査
→市区町村の職員が
自宅を訪問して審査
5 要介護度の決定
6 認定結果通知 → 申請から30日以内に通知
7 要介護と認定
8 要支援と認定
9 非該当と認定

出典：みんなの介護「要介護認定の申請方法」をもとに作成

査にあたっては不公平があってはならないため、一次判定、二次判定と複数の判定があり、利用者宅での聞き取り調査や有識者による審査会などいくつかの段階を踏みます。

認定調査をするための人材も十分にはそろっていなかったため、保健師に多くの負担が集中してしまったのです。新しい制度をスタートするとき、軌道に乗るまではどうしても既存の機関や専門職が一定の役割を担わなければなりません。介護保険のスタート当初は保健師に役割が集中したため、保健師は地域を回って保健指導や公衆衛生活動をするといった本来の仕事が思うようにできなかったようでした。

否定的に見る医療関係者もいた介護保険

看護のあり方、介護のあり方も最初の頃は混乱を極めました。介護保険制度ができる前のヘルパーは多くが社会貢献のために仕事をしている人で、報酬など度外視して高齢者の役に立ちたいと思う人という印象でした。「ヘルパーの利用者に対する思いや観察眼は本当にすごい」と何度も感心させられたものです。

これに対して介護保険制度ができてからは、民間の事業所が多く参入した結果、レベルも内容も実にさまざまで、事業所やヘルパーの数が増えました。しかし、ヘルパーの質を高く保つことができなくなったケースもあったように見受けます。

たとえば、ヘルパーが担う家事援助というものは、実は非常に高度なスキルを要する大変な仕事です。どの利用者にもその人なりの生活のリズムや習慣がありますから、それを尊重しながら生活をサポートしなければなりません。私の母は生前いつも「掃除機は畳の目に沿ってかけなければ畳が傷んでしまう」と口癖のように言っていましたが、そうしたことにも配慮して高齢者の世話をできるのがベテランのヘルパーです。

あるとき、利用者からヘルパーに関するクレームを聞いたことがありました。その利用者によれば、家事援助で来ているヘルパーはタオルが1枚汚れてもすぐに洗濯機を回してしまうということでした。これは、まさに利用者への配慮もコスト意識もどちらも欠けているケースだと感じます。もちろん、タオル1枚でも汚れたら洗濯機を回していいと、利用者が了承しているなら問題はありません。

しかし、利用者によってはタオル1枚ならば手洗いでいいと考える人もいるでしょうし、毎回洗濯機を回していたら水道代がもったいないと思う人もいるはずです。本来なら、ヘルパーはそのようなきめ細かいことにまで配慮することが求められます。介護保険制度が始まって最初の頃はそうした研修も十分にできていなかったように思います。

介護保険制度のスタート当初は、それぞれの職種の役割分担にしても各職種の技術・知識面にしても、すべてがあやふやで混沌とした状態でした。もちろん、物事を新たに始めるときには混乱はつきものです。しかし、こうした混乱を見ていた医療者にも「介護保険など、長く続くわけはない」「もっても5年くらいでしょう。すぐに潰れるに決まっていますよ」などと、否定的な見方をする人もゼロではありませんでした。

結果的に見れば介護保険制度はすでに創設から二十数年が経ち、今では私たちの生活に深く根を下ろしていますが、当時は介護保険に対するネガティブな見方があったのも事実だと思います。

医療が置き去りにされてしまう

医療者の中で介護保険制度に対するネガティブな見方があった理由の一つには、介護保険ができることで医療が置き去りにされるという焦りがあったのではないかと思います。当時、介護保険制度の中で医師などの医療者がどのように関わっていくべきか、見えにくい部分もありました。

たとえば介護保険制度ができた当初、ある医師から、「往診したら私の患者さんが施設に入所していなくなっていたんだよ」と聞いたことがありますが、勝手に往診医が変わっていたり入院したりしたことなどもあったといいます。看護師は医師からの指示関係で医療行為を行うことが法律上定められていますが、介護保険制度ではそのような取り決めはなく一人歩きしているようでした。このようなことが医療者へ焦りを与えたと捉えることもできます。

私自身、看護師が置き去りになると危機感を覚えたことがありました。なぜならケアマネジャーについての勉強会や講演会などに行って「ケアプランに訪問看護を入れている人はどれくらいいるか」を聞いたところ、数十人いる中で1割いるかいないかというのが現状だったからです。

講演会などの場に限らず、地域で活動するなかで看護師の役割や職能がきちんと理解されていないと焦りを感じることが何度もありました。その理由の一つは、看護師と介護職の役割が明確になっていないことにもありました。

そもそも病院の看護サービスとして訪問看護は京都で始まり、最初は看護師が療養上の世話を行っていたが、次第に生活支援を行うようになったと聞いています。看護師は職業柄面倒見が良い人が多く、患者や利用者が困っていると手助けしたくなってしまい、掃除や洗濯をすることもあったそうです。

そのようなことから家政婦と看護師の区別がつかなくなり、掃除や洗濯ならば看護師ではなく介護職が行えばそれで済むのではないか、と看護職の存在意義が曖昧になったことがあったそうです。

しかしそのようなことまで看護師がする必要があるのか、という疑問の声が現場から聞かれるようになりました。掃除や洗濯なら看護師ではなく介護職が行えばそれで済むのではないか、という指摘をされるようになったのです。

このように一時期在宅の場で、看護師と介護職の専門性があやふやに捉えられている時期がありました。私がまだ20代の頃のことですが、ある大学の先生が講義で「このままだと医療と介護の職業の境界線がなくなり、そういえば昔、看護師という職業があったわね、と言われるようになるかもしれない」と、看護師の専門性について強い危機感を示していたのをよく覚えています。そのようなことにならないためには、看護師はもっと緊張感を持って看護を極め、同時に職能を理解してもらう努力が必要なのだと私は講義を聴きながら強く感じました。

看護師と介護職の違いとは？

そもそも看護師にも専門性があるように、介護職にも専門性があり、それはどちらが上でも下でもありません。資格や専門性の違いであり、そこに上下関係はないと考えています。ただ、看護師が行う療養上の世話には、どうしても介護職の仕事と内容がかぶる部分があるのも事実です。だからこそ、看護師はなぜそれをやるのか、医療的な裏付けをもとにケアすることが重要です。

介護職の実習生が私たちの事業所へ実習に来たときのことですが「看護師も体を拭くのですか」と驚かれたことがありました。もちろん看護師も介護職と同じように、体を拭いたり排泄の世話をしたりしています。入浴介助も清潔を保つための清拭も、排泄ケアも同様ですが、看護師が行うケアと介護職が行うケアは重なる部分が多くあります。急性期の患者は病状が不安定なために、そこでは看護師が清拭や排泄も含めて行うのが当然だからです。

重なる部分が多いからこそ、医療的な裏付けがなく単に介護職と同じことをしているのであれば、サービス単価が安い介護職に来てもらった方がいいと考える人が出てもおかしくはありません。そうならないためには、なぜ看護師がそれを行うのかを明確にし、同時に多職種と連携しながらマネジメントの視点も持ちつつ利用者に関わることが必要になるのです。

看護師は国家資格ですから、自分の身分について危機感を持つことはあまりないと思います。とくに病院にいれば、看護師は最も患者のそばにいて院内で人数も多い職種ですから、なおさら自分の立場が危ういなどとは考えたこともないはずです。しかし、介護保険制度の創設をはじめとして社会が大きく変化するのを目の当たりにしてきた私は、常に看護師の存在意義をしっかり発揮しなければならないという緊張感を忘れたことはありません。

一口に病院といっても、今は急性期から回復期、慢性期など病院のあり方も多様になっています。そうした中で、看護師も多職種と連携することがこれまで以上に求められるようになっているのです。そう考えると、看護師だから安泰などとあぐらをかくのではなく、絶えず専門性を高め、その専門性が理解されるよう努力して伝えていくことが重要です。

では、看護師と介護職は何が違うのかといえば、それをきちんと説明できる看護師は多くないと思います。まず看護師は医療職ですから、医師と利用者、あるいは介護職との橋渡しの役割を担うことができます。さらに看護師は、同じ入浴介助にしても身体状況を客観的に分析するアセスメントをしたうえで介助ができます。たとえば心臓に持病がある利用者が、自宅で安全に入浴できるかどうか、浴室の環境や身体状況をきちんとアセスメントして判断できるのは医療職である看護師です。看護師がアセスメントしたうえで問題なければ、実際の介助自体は介護職がやることもありますが、状態が安定していない場合はやはり看護師が介助した方が安全です。

同じく医療行為にしても、今では在宅における痰の吸引と胃ろうチューブからの栄養注入は介護職でもできるようになりました。しかし、病状を判断して介護職が吸引をしても大丈夫と判断するのは、やはり看護師の役割であり責任を負います。

血圧なども同様です。介護職は血圧などのバイタルを測ることは問題なくできます。しかし、その血圧が正常か高いか低いかを判断するのは、やはり医師や看護師の役割なのです。そのため私の事業所では介護職も血圧などを測って数値は書きますが、その数値が

「高い」「低い」などの判断をしたり記録を書いたりはしないように伝えています。看護師は血圧の数値だけではなく、手足のむくみや薬が飲めているか、そしてきちんと効果が出ているかなどトータルで利用者の状態を判断しているからです。

看護師が医師の指示の下に行動することが求められるのに対して、介護職が看護師の指示の下に行動しなければならないという法律はどこにもありません。では、介護職が自己判断でなんでもできるかといえば、それはやはり安全面で問題が残ります。入浴介助にしても痰の吸引や胃ろうの注入にしても、病状というのは人によっては刻々と変化しますし、何かあったときの急変対応は医師や看護師でなければ難しいからです。ここはなかなか理解してもらえない部分ではありますが、利用者の安全を守るためにはしっかりと伝えていかなければならないと感じています。

介護保険ができて焦りを感じたのは、看護師だけではなく医師も同様だったのではないかと思います。なぜなら、介護保険制度がスタートして意見書などさまざまな書類が医師のところへ届くようになりますが「目を通すのも煩わしいし、どのように扱うのかよく分からない」という声を当時よく聞いたからです。少しずつ制度が医療や国民の生活に浸透する中で、主治医の意見書を下に介護を組み立てていくという枠組みが出来上がっていきましたが、それまでは医療者にとっても介護職にとっても非常に大変だったと記憶しています。

研究会に参加し、社会における訪問看護の位置づけを考えるように

医師会を母体とする訪問看護ステーションの管理者を務めながら、2001年には同じく医師会が作った居宅支援センターの管理者、ケアマネを兼任するようにもなりました。この時期は、さまざまな団体や研究会の役員も経験しました。たとえば横浜市訪問看護ステーション連絡会会長や横浜市福祉サービス協会評議員、神奈川県看護協会訪問看護事業推進委員、横浜市介護保険認定審査会委員・障害程度区分認定審査会委員、日本在宅看護学会など多くの役員を経験し、非常に勉強になりました。

なぜなら、研究会では医療、介護、福祉など幅広い職種の人や大学教授など多くの人たちに出会い、広い視点で訪問看護を捉えることができるようになったからです。研究活動に参加したことは、社会全体の中で訪問看護がどのような位置づけにあるのか、どのよう

な役割を持っているのか、今後どのように発展していくべきかなどを考えるきっかけになりました。

また、訪問看護が抱える課題も見えてきました。たとえば地域差が大きかったり、事業所間の差が大きかったりなど改善すべきことはいくつもあるように感じたのです。また、民間企業が介護や訪問看護ステーションに参入したことで、看護師がただ単に利益を生み出すため、意見なども求められず道具のように使われている現状にも危機感を覚えました。

訪問看護ステーションの管理者として地域と関わっていくなかで、私なりの気づきも多くありました。そのうちの一つは、利用者が安心して地域で過ごすためには、利用者を支えている家族の負担を軽減することが非常に重要だということです。なぜなら要介護の人を支えている家族の負担というのは、外から見ているよりもはるかに大きいからです。

誤嚥性肺炎を例にすれば、私たちは家族に対して、どのような食べさせ方をすれば誤嚥性肺炎のリスクを下げられるか知識を伝えることはできます。しかし、どれほど知識を持ったとしても、日々誤嚥性肺炎を起こさないように気を遣いながら食事介助する家族の負担は想像を絶するものがあります。家族は誤嚥による事故などが起きないかと、日々不安と戦いながら世話を続けているからです。私は高齢になった家族の世話をしながらも、大きな負担に苦しんでいる家族に何人も出会ってきました。

こうした経験から痛感したのは、利用者が良い状態でいられるためには、何よりもまず介護している家族自身が良い状態でなければならないということです。家族が不安を感じたりストレスを抱えたりしていれば、どうしてもそのしわ寄せが介護されている利用者にいってしまいます。反対に、介護をしている家族の負担を軽くできれば、心に余裕が生まれて自然と利用者も良い状態で介護を受けることができるのです。

「死から生が始まる」

地域との関わりを通じて私が痛感したことは、自分自身の最後を自分で決めることがいかに重要であるかということです。同時に、自分自身で最期を決められる人があまりにも少なく困難であるという事実に愕然としました。

看護学生時代、初めて患者の死に遭遇した際に教師から「死から生が始まる」という言葉を聞きました。この言葉は今でも私の中に生きていて、多くの患者・利用者と接するにつれてますます重みを持つようになりました。

死とは本当にあっという間の出来事で、少し前まで目の前にいて会話をしていた人が息を引き取り、話しかけても返事は返ってこなくなります。そして、その状態は未来永劫続くのです。死という決して避けられない自然の摂理を前にして、どうすれば幸せに死ねるのかを考えたとき、やはりそれは自分自身で最期の過ごし方を決めることが重要だと私は考えます。

たとえば自宅で具合が悪くなって救急搬送されて、入院先の医師から「もうあなたは自宅には帰れません」と告げられたとします。これは、医療的にみればごく当然の判断だと思います。その人が点滴や酸素などさまざまな医療処置がなければ命を長らえることができないならば、自宅へ帰すことはできないと医師は判断するからです。医師はその人の身体状況や病状に応じて、入院の継続や施設への入所、あるいは緩和ケア病棟など適切な行き先を決めることがあります。

しかし、これはよく考えれば患者にとって幸せなこととは言い切れません。医師は医学のプロであっても、その人がどのように過ごせば幸せかを判断することは入院中の関わりでは困難です。本来ならば、医療的に自宅が無理だとしても、医療を受けないで自宅で過ごすという選択肢もあるはずです。あるいは、治療ではなく痛みを取るなどＱＯＬ（生活の質）を維持するだけの治療を選択したっていいのです。そして、それを決めるのは医師でも看護師でもなく、患者・利用者本人のはずです。

在宅の場を数多く見てきた中で、私は一人の人間が人生の最後を過ごす場所を、医療だけが決定することに疑問を感じるようになっていきました。人生の最後を病院で過ごすことと自宅で過ごすこと、どちらが幸せかは一概には言えません。どこで過ごすことを幸せと感じるかは、人によってそれぞれだからです。ただ、少なくとも他人が決めるのではなく、患者や利用者自身が自分で決めることがベストだと私は考えています。

今、将来的に受けたいケアや治療についてあらかじめ考えておくＡＣＰ（Advance Care Planning）など、本人を中心とした医療・介護の意思決定を支援する取り組みが進みつつあります。まだ医療現場や介護現場、ましてや患者家族まで浸透しているとはいえませんが、私はこうした取り組みがとても大切だと感じています。

病院で亡くなる人が大多数になった現在では、私たちは死を身近に経験することが減りました。そのため必要以上に死をタブー視して、話し合ったり考えたりすることを避けてきたように思います。しかし、死をタブー視しないで元気なうちから考えておくことはとても重要です。元気なうちから考えておくことが、自分が望む最期を迎えることにもつながりますし、残された家族も後悔が少ない看取りができると思うからです。

恐れるべきは死ではなく、自分の最期を他人に決められること

私は終末期の利用者を多く看てきましたが、人の最期というものは一般の人が考えるほど恐ろしいものではないとも思っています。実際に家族と一緒に過ごしながら、亡くなる直前まで食べたい物を食べている人は決して珍しくありません。たとえばある利用者は、亡くなる前日までハンバーガーを食べていました。もちろん終末期なので、普段はあまり多く食べることはできません。しかし、亡くなる前日に我が子同然にかわいがってきた姪っ子たちがお見舞いに来て、姪っ子たちが食べたいといって買ってきたハンバーガーとシェイクを勧めると美味しそうに食べたのです。

おそらく、一人で寝ていたらハンバーガーなど食べることはなかったはずです。しか

し、かわいがっている姪っ子たちに囲まれて、皆で一緒にハンバーガーを食べたその瞬間、その利用者は心から幸せを感じていたに違いありません。

医療の側面から考えれば、誤嚥性肺炎の危険などもあってハンバーガーを食べさせることは良いことではないかもしれませんし、病院ではありえないことだと思います。しかし、在宅ではこうした光景にしばしば出会います。病院では何も食べられなくなって最期を過ごすために自宅へ戻った人が、大好きなピリ辛キュウリを美味しそうに食べたこともあります。認知症で食べることを忘れてしまった人が、好物の煮豆の匂いを嗅がせると、大きく口を開けて食べ始めたこともありました。お酒が好きな人の場合、最後までお酒を楽しんでいることだってあります。ある100歳近い利用者はワインが大好きで、やはり亡くなる直前まで赤ワインを美味しそうに飲んでいました。

こうした話はなかなか聞くことがないかもしれませんが、伝えることには大きな意味があります。亡くなる人が前日までハンバーガーを食べていて、家族と笑いながら会話をしていたと聞けば、実は死は恐れるものではないかもしれないと気づいてもらえるからです。死は決して特別なものではありませんし、その人の日常の延長線上に必ず来るものです。だからこそ必要以上に恐れずに「自分だったら最後に何を食べたいかな」ということでも十分ですから、家族と話したり考えておいたりしてほしいと思います。

恐れるべきは、死ではありません。恐れるべきは、自分の最期を医師や医療者など他人に決められることです。あるいは自分の希望を伝えないまま寝たきりなどになって、自分の希望とは違う最期を迎えてしまうことなのです。

また、私は利用者が亡くなる場に家族がいないときは、できるだけ最期の様子を家族に伝えるように心がけています。最期の様子を知ってもらうことで、その人一人の死で終わらせず、次の世代へのメッセージとして受け取ってほしいと願うからです。

私自身、田舎から母を呼び寄せて最後は自分で介護をしましたが、果たしてそれが正解だったかどうか分かりません。母は娘のそばにいられて安心だったかもしれませんが、反面、故郷の友人たちとは離ればなれになってしまったからです。それでも、母は不平不満を言わずにニコニコしながら自宅で私を出迎えてくれました。その笑顔は、母が亡くなったあとも私の生きる糧になっています。このように残された家族には、どのような小さなことでもいいので亡くなった人からの何かしらのメッセージを伝えたいと私は考えています。

多くの患者や利用者、その家族と出会う中で、私はこのように考えるようになっていきました。そして私自身の目標も、単に看護ケアを提供するというだけではなく、利用者が幸せに生ききることを支えたいという思いへと変わっていったのです。

看護だけでは地域の利用者を救えない

利用者が幸せに生ききることを支えるためには、看護師だけが努力しても実現は困難です。訪問看護師は週に1回など決まった日時に訪問しますが、利用者の生活は当然のことながらそれ以外の時間、24時間365日続いています。看護師が訪問する以外の時間の方が、圧倒的に長いわけです。

では、看護師が訪問する以外の時間を支えているのは誰かといえば、家族であり、介護職です。私たち看護師が専門性を発揮し、それを本当に患者や利用者に役立てることができるのは、生活を支える介護職がいるからなのです。

たとえば、いくら栄養が大切だといって私たちが摂るべき栄養や病状に合わせた食事の指導をしたところで、実際にその食事を作ったり、買い物に行ったり、利用者に食べさせるのは家族や介護職です。私たちがいかに正しい知識や情報を伝えたとしても、それを実行できる介護力がなければ、それは絵に描いた餅になってしまいます。

あるいは褥瘡ができてしまった利用者に対して、看護師ががんばって毎日訪問して処置をしたとしても、汚れたおむつを交換してくれる人がいなければ衛生状態は改善せずに治りませんし、十分に栄養を摂らせてもらうことができなければやはり傷は治りません。このような例は枚挙にいとまがなく、利用者の身体状況を改善するには、医療的な処置だけでも的確な指導だけでも不十分というのが現実なのです。私は地域を回る中で、このことを痛感してきました。

地域でどうすれば利用者が幸せに生ききれるかを考えていけばいくほど、私は1人の訪問看護師あるいは訪問看護ステーションの管理者としてできることには、限界があると感じるようになりました。人数も訪問時間も限られている看護師だけではできることに限りがあり、利用者を本当の意味で支えるには介護職やケアマネ、リハビリ専門職、ソーシャルワーカーなど多くの職種がチームで活動する必要があるからです。

訪問看護を深めれば深めるほど、私はもっと幅広く多職種チームで利用者を看ていきたいと思い、多職種チームで活動するためには、教育にも力を入れたいと考えるようにもなりました。教育というのは、看護師だけではなく、介護職の教育も含まれます。介護職は利用者の最も身近で生活全般を支える専門職ですが、まだ歴史が浅いこともあり、介護に対する考え方やケアの方法などが確立されていないと感じていました。そこで、看護師と介護職がともに活動することで、介護職が介護の方法や考え方を確立する手伝いができればいいと思ったのです。

同時に、地域の中で看護師の役割をもっと知ってほしいという思いもありました。訪問看護が始まった当初のように、訪問看護など自己満足だと言われるようなことはなくなりましたが、まだまだ地域の中で訪問看護師の専門性が十分に知られていないとも感じていたからです。そのためもっと周知し、広報などにも取り組んで、看護業務を地域で広げていきたいと考えるようになりました。

このように訪問看護を深めれば深めるほど、今よりもっと違う形で地域と関わりたいという思いが私の中で強くなっていったのです。しかし、それを医師会の活動として行うのは赤字経営になることも想定され、自分の責任においてすべきではないかと考えるようになっていきました。何か違うとも思いました。私はあくまで医師会が作った訪問看護ステーションと居宅支援センターの管理者ですから、私の活動は最終的には医師会の責任につながります。

看護師だけではなく多職種チームで活動を広げたいというのは、あくまで自分自身の目標ですから、医師会に責任が及ぶ立場で行うのは筋が違うと考えました。では、どうすればいいかと考えたときに、頭に浮かんだのは「自立」の二文字です。

看護師は〝自立〟し、〝自律〟しなければならない

誰にも迷惑をかけずに自分のやりたいことを追求するには、医師会とは何も関係のない事業所をゼロから立ち上げ自立するしかないと私は考えました。

たしかに医師会のなかで自由にやらせてもらっていた10年間は非常に充実したものでしたが、多くのことを経験する中で少しずつ独立心が芽生えていたのも事実でした。さまざまな経験を通して強く感じたことは、看護師も自立しなければならないということです。

これは自らを律する自律と置き換えてもいいかもしれません。いずれにしてもこれからの看護師は自らを律し、自らの足で立つことがますます重要になると考えました。

なぜそのように思ったかというと、病院における看護師の役割と地域における看護師の役割の違いを間近で見てきたからだともいえます。看護師は医師の指示の下に診療の補助や療養上の世話をしますが、とくに病院においてはこれが顕著です。病院においても看護師が自ら考えて自ら行動することが必要ですが、必ずしも自ら行動しなくても次々に指示が下りてくるため、絶えず業務が途切れることはありません。

これに対して在宅の場では、医師が常にそばにいるわけではありませんから、看護師自らが考え自ら行動を求められるシーンが格段に多くなります。そもそも医師の指示を受ける必要性があるか否かの判断から求められます。指示待ちなどしてしまったら、利用者の状態の悪化に対応できなくなる可能性があるのです。ですから自分自身で考えて、できる範囲で行動することが非常に強く求められることになります（もちろん所内でのサポートはあります）。

私は看護師自身が自立することは、これから先ますます重要になると考えました。高齢化の進展でケアが必要な人は増える一方で、医療資源は限られていますから、ただ医師の指示待ちだけでは地域で困っている患者・利用者を救うことはできないからです。

さらには、日々地域で利用者と向き合っている看護師として情報発信をすることも必要だと感じました。なぜなら、地域に根ざした訪問看護師だからこそ気づくことのできる課題は数多くあるからです。私たちは介護保険制度や医療保険制度など、さまざまな保険制度の影響をダイレクトに受けます。そのため、どうしても社会の動きや制度の変化に敏感にならざるを得ないという面があるのです。

そうした中で、時には制度の矛盾や課題に気づくこともあります。ある制度が患者や利用者の利益につながっていない、と感じることも多々あります。もちろん、一つの事業所がそうしたことを発信したとしても、制度を変える力にはならないかもしれません。それでも行政や世間の人に、問題意識を持ってもらうきっかけにでもなれば十分だと私は思います。ですから、自分自身で会社を立ち上げた暁には、積極的に情報発信をしていきたいとも考えたのです。

医師会のステーションの退職を決意

このようにさまざまな思いが重なり、10年間務めた医師会の訪問看護ステーション管理者を退職し、自ら会社を立ち上げる決意をしました。

医師会を退職して自ら会社を立ち上げると決めたときは、周囲からさまざまな反応がありました。ありがたいことに、医師会からはさまざまな言葉で引き留められることになりました。私が訪問看護だけでは地域を支えられないから、自分の責任で地域を支えるチームを作りたいと言ったとき、ある医師は「そのようなことはあなたが考えなくてもよい話ではないか。あなたはここで、自分の患者・利用者を支えていればそれでいい」と言って引き留めてくれました。また、ある医師は「そのような気持ちを抱いていたとは知らなかった。もっと早く気づいて、相談に乗っていればよかった」などとも言ってくれました。

長く関わってきた利用者も多かったので、利用者や家族から引き留められたり叱責されたりすることもありました。利用者からは「地域のことや介護のことなど考えるよりも、ずっと自分たちのところを看てほしい」と言われたときは、申し訳ないという気持ちが強くなったものです。

申し訳ないという思いはスタッフに対してもありました。10年間管理職を務める中で、私を信じてついてきてくれたスタッフが数多くいたからです。なんのトラブルも不満もなかったにもかかわらず、新たな地域の多職種チームで地域を支えたいという私自身のわがままで辞職することは、まるでスタッフを裏切るような思いがして心が痛むとも感じました。

利用者から叱られたりする一方で、私がやってきたことを評価し、新しい挑戦を応援してくれる人もいたことは大きな救いになりました。私のことを評価してくれる人たちは、私がいることで地域と医師会のパイプ役となり、地域医療が円滑に回るようになったと言ってくれました。あるいは、私が管理者を務めていた10年の間に「医師会が変わった」というような感想を聞く機会もありました。どういうことかと聞いてみると「医師の発言が優しくなった。態度が柔軟になった」ということでした。そのようなことが実際にあったのかどうかは分かりませんが、人はそれぞれの立場から多様に物事を見ているということを退職にあたり再認識しました。

自分自身で会社を立ち上げようと考えたとき、利用者と働く人両方にメリットがあり、両方が楽しく過ごせる会社を目指そうと考えました。私は、自分自身が仕事を離れているときに強い疎外感や孤独感を覚えた経験から、女性が働くことを応援したいという気持ちがあったからです。ですから女性が働くことで、子どもや夫など家族にも還元できるような会社を目指したいと思いました。

同時に、皆で喜びを分かち合えるような会社を作りたいと思いました。それは、20歳の頃に聞いた作家の講演で印象的な言葉があったからです。その作家は「悲しいときやつらいときより、嬉しかったことを喜び合える人がいないことほど、寂しいものはない」と話していました。その言葉はその後も私の中に残り続け、何かあるたびに思い出していたのです。ですから、自分自身で会社を作るときは、皆で喜びを分かち合える会社を目指しました。

そして看護師として自立し、自分自身が目指す多職種チームでのケアを展開するために2008年、神奈川県横浜市に悠の木株式会社を立ち上げたのです。

自分自身が選んだ死に方こそが「幸せに生ききる」ことにつながる

人は誰しも、死が見えてきたら、最期の時間は自分の望むように過ごしたいものです。医療設備がない自宅で家族に苦労をかけたりするよりは、最期まで医療機関でケアを受けながら時を待ちたい、というのもその人にとっては思い描いた最期の時間です。

ただ、多職種でチーム化した訪問介護により在宅でも最適な医療を受けることができれば、住み慣れた家で常に家族に囲まれて最期を迎えることもできるのです。そんな利用者の願いを最後に叶えられれば、という思いとともに私たちの会社はスタートしました。

私は自分自身で会社を立ち上げることで、その人らしい最期をサポートしたいと思いました。その人らしい最期とは、医療や介護の都合で振り回されない、その人自身が思い描いた最期のことです。医療設備が整った病院で最期を迎えたいのか、不便でも自宅がいいのか、あるいは家族に迷惑をかけないために施設を選ぶのか、正解はひとつではありません。しかし、少なくともどこでどのように最期を過ごすかを決めるのは、患者や利用者本人であってほしいと思います。自分自身で選んだ死に方こそが、その人にとって「幸せに生ききる」ことにつながると信じるからです。

［第3章］

超高齢社会の在宅ケアを担う中核になるチームケアで患者・利用者の自分らしい最期を支える

けんもほろろに追い返された銀行の融資

できれば自宅で、最適な環境の中で最期を迎えたい——そんな思いを叶えるために立ち上げた会社でしたが、最初はなかなか思うように事業を進めることができませんでした。

高齢化社会において、中核的存在として多職種チームで地域の健康維持増進に貢献するための起業でしたが、最初につまずいたのは、銀行の融資です。当時、女性が起業するなどほとんどない時代でした。そのためきちんと行政書士に依頼して、定款など必要な書類を用意して行ったにもかかわらず、銀行ではけんもほろろに追い返されてしまったのです。

最初に銀行へ融資を申し込みに行ったときなど、支店長らしき人が奥の方でコソコソと職員と話し、結局ろくに話も聞いてもらえずに面談が終了してしまいました。ただ、このときは私も使命感を強く持って起業に取り組んでいたので、次の銀行の支店長相手に「これからの時代は看護師にも起業が求められます。超高齢社会において訪問看護は、地域で在宅医療を担う中核的存在で、私たちの仕事は地域の健康増進に大きく貢献できます。あなたが私を相手にしないのならば、それはあなたの銀行にとって大きな損失になりますよ」などと思いの丈をぶつけたのを今でも覚えています。

今思えばよくこんな啖呵を切ったものだと思いますが、当時は私も必死でした。夫の理解を得て退職金はすべて起業に費やしましたが、そうはいっても退職金だけではあっという間に資金が枯渇してしまいます。ですからなんとか融資を得る必要があったのです。最終的には私の理念や事業計画などに理解を示してもらい、無事に融資を受けることができましたが、このように融資一つとっても女性が起業することは簡単ではありませんでした。

スタッフについては、すべて新規の採用でゼロから集めていきました。医師会のステーションで一緒に働いていたスタッフの中には「一緒に働きたい」と言ってくれる人もいたのですが、その申し出は断りました。独立する際に前の職場からスタッフを引き抜くようなケースも耳にしますが、そうしたことはしないようにしました。

自分のわがままで医師会の訪問看護ステーションを辞めたので、絶対に前の職場に迷惑をかけるようなことだけはしないようにと心に誓っていました。退職した職場に一切迷惑をかけない姿勢を見せることで、敵対するのではなく社会資源が一つ増えたと認めてもらいたいという気持ちも強かったのだと思います。そのため職員だけではなく利用者もすべて新規で集めていきました。

これまで築いてきた「顔の見える関係」が財産になる

幸い、利用者集めには苦労しませんでしたが、看護師集めには非常に苦労しました。医療や介護業界全体の課題ですが、どこも人手不足が深刻だからです。子育て中ならば、いわゆるママ友の付き合いから看護師の知り合いを増やすことができたかもしれません。しかしこのとき私はすでに子育てが終わっていたので、そうした関係から看護師を探すことはできませんでした。

最初の頃はどのように人を集めていいのか分からずに「いったいい看護師は地域のどこにいるのだろう」などと途方に暮れることも一度や二度ではありませんでした。求人広告を出すために広告会社にも足を運びましたが、分からないことだらけです。散々苦労してやっと求人広告を出したとしても、起業したばかりで知名度もない事業所に応募してくれる看護師などほとんどいなかったのです。

最終的に求人については、ホームページの開設とご縁で解決していきました。八方塞がりでどうすればいいか分からなかったとき、試しにホームページを作ってみたところ、思いのほか反響があったのです。ホームページ経由で問い合わせが来て、採用へとつながりました。このことから私は、インターネットなどを使って情報発信していくことの重要性を知ったのです。

また、ちょうど他の訪問看護ステーションで管理者を務めていた知人が退職したり、たまたま仕事を探していたりなど、さまざまな縁で少しずつ看護師も集まってきました。自分が誘うというよりは、知人に自分がやろうとしていることを話していると「一緒に働きたい」といって私の所へ来てくれる人がいたことは、本当に恵まれていたと思います。こうして1人、また1人と少しずつ看護師が集まっていき、なんとかギリギリ回せるだけの人数を集めることができたのでした。

銀行の融資だけではなく、この頃は車を1台借りたり買ったりするのにも苦労しました。何も実績がない新規の会社だったので、お金の支払いが絡む事柄については、どこも私の問い合わせに対して良い顔を見せてくれなかったのです。訪問するためには車を持っていなければなりませんから、駐車場も必要です。駅に近い便利な場所では駐車場が高すぎて手が出なかったり、ある程度の広さも必要だったりなど、事務所を開くための不動産探しにも苦労しました。

しかし、そうしたなかでも昔から知り合いだった不動産屋の紹介でなんとか物件を借りることができるなど、さまざまな縁でなんとか会社としての体裁を整えていくことができました。

あとから聞いた話ですが、会社を作ろうとしたときは、退職する前に銀行へ融資の相談などに行くのが一般的ということでした。辞める前ならば、医師会の訪問看護ステーションや居宅支援センターの管理者という肩書が実績や信用につながり、少しは融資も受けやすくなったようです。私はとにかく医師会に迷惑をかけたくないという思いが強かったので、きっぱり辞めてから起業の準備をすべきだと思っていたのですが、そうなると前職の実績などはあまり見てもらえないのです。

起業したあとは、顔なじみのケアマネや包括の職員から応援してもらいながら一歩一歩運営を進めていきました。退職するときに決して医師会に迷惑をかけないことを守ったおかげかもしれませんが、医師会の先生方から励ましとご支援をいただきました。

退職時、尊敬していたある医師に「一からの始まりというわけではありませんよ」と言われ、そのときは意味が分かりませんでした。しかし、いざ退職してすべてを自分自身の責任でやっていく中で、この言葉の意味を知るようになります。資金の用意や事務所の準備、スタッフ、利用者などはすべて新規でスタートしましたが、私には目に見えない多くの財産があったからです。それまで行政や病院、医師会立の訪問看護ステーションなどを経験してきたことによって、医師、看護師、介護、行政など関係者との間に、いわゆる「顔の見える関係」のネットワークが私にはあったのです。このことは大きな助けになりました。

セラピストと協力して訪問看護をスタート

訪問看護ステーションを開いた私には、やりたいことがありました。それは、理学療法士や作業療法士、言語聴覚士といったセラピストと看護師が一緒になって利用者宅を訪問する訪問看護の実現です。私は看護師だけではなく、セラピストなどの多職種で利用者を支えたいと強く願っていたのです。

なぜなら、患者の寝たきりを防止し、可能な限り自分で身の回りのことを自分で行って地域で自立して暮らすには生活に基づいたリハビリが欠かせないからです。入院中はリハビリを受けることができたとしても、退院後はリハビリを受ける機会が少なくなってしまいます。リハビリ型のデイサービスなどに通うことができる人はいいかもしれませんが、そうではないとどんどん体の機能が低下して、寝たきりのリスクが高くなってしまうのです。寝たきりを防いで最期までその人らしく過ごしてもらうためには、看護師の医療的ケアと療養上の世話、身体機能の面からサポートするセラピストとの協働が必要だと私は感じていました。

セラピストは筋力の維持や向上、食べ物の飲み込み、日常生活動作のサポートなどさまざまな面で利用者をサポートします。たとえば筋力が低下して歩きにくくなってきた人や手足の動きが悪くなってきた人、言葉を話すことができずに会話が難しくなってきた人、食べ物を飲み込めなくなったりむせたりする人、体に麻痺がある人、長期間の療養生活で関節などが固まってしまう拘縮《こうしゅく》が起きている人、体の動きが不自由になって日常生活の動作ができなくなってきた人、福祉用具が上手に使えない人など、セラピストが関わる人は多様です。

ベッドから立ち上がってトイレに行くことができない場合、骨や関節、筋肉などに障がいがあれば治療が必要ですし、骨や関節などに問題がなくて筋力の低下によって歩けないのだとすれば、理学療法士などによるリハビリが効果を発揮します。

あるいは会話や文字、食べ物の飲み込みなどの問題は言語聴覚士の得意分野です。自分の口で食べることは、生きるうえで大きな喜びにつながります。しかし高齢になると、のどの筋力低下をはじめとするさまざまな機能低下が起こるので、若い頃のように食べ物を飲み込むことができなくなることもあります。このようなときに言語聴覚士が関わることで、いつまでも自分の口で食べる喜びを失わずに済むケースもあるのです。

また、話すことや言葉を書くことは他人との大切なコミュニケーションツールです。病気や障がいによって会話などがうまくできなくなった場合も、言語聴覚士によるリハビリで機能を回復させられることもあります。また作業療法士は、私たちの暮らしを作業という視点で捉えてリハビリを行う専門家です。食事や着替え、時には趣味などその人が行いたい作業が再びできるようにアプローチすることを得意としています。

もちろん看護師も基本的なリハビリの知識はあり安全な範囲で実施することもあります。疾患を管理する看護師とセラピストが多職種で利用者を支えることは大きな効果を発揮するのです。

このように考えて看護師の求人募集をすると同時に、セラピストの募集も行いました。運のいいことに作業療法士、理学療法士、言語聴覚士の順に必要な職種を採用することができました。そこで早速、セラピストによる訪問リハビリができることを地域へアピールしたのですが、なんとまったく依頼が来ませんでした。訪問看護の依頼は次々に来るのですが、訪問リハビリの依頼はまったく来ないのです。

しかし赤字になったとしても、私はリハビリ専門職を雇うことは先行投資だと考えていました。なぜなら雇ったセラピストは皆非常に技術が高く、きっと利用者にとって有効なリハビリができると確信していたからです。

セラピストと鍼灸師の違いを講演

そしてあるとき、地道にアピールしてきた成果なのか、ケアマネを対象とした講習会で訪問リハビリについて教えてほしいという依頼が来ました。聞けば、鍼灸師の行う訪問リハビリとセラピストが行う訪問リハビリの違いが分からないので、どのように違うのかを教えてほしいということでした。当時、鍼灸師による訪問リハビリは地域に比較的普及していたため、鍼灸師とセラピストの違いが分からないとケアマネなどは感じていたようでした。

そこで早速講習会に出かけていって、セラピストの専門性について話をしました。セラピストには運動機能のリハビリを専門とする理学療法士、言語や音声、嚥下リハビリを専門とする言語聴覚士、作業遂行のためのリハビリを専門とする作業療法士がそれぞれいること、医学的視点から身体機能のリハビリを得意としていて、鍼灸師によるマッサージとは根本的に異なることなどを説明したのでした。

その結果、地域のケアマネに鍼灸師のマッサージとリハビリ専門職であるセラピストの行うリハビリの違いを理解してもらうことができました。そうして講習会をきっかけにして少しずつ訪問リハビリの依頼が増えていったのです。それにあわせて訪問看護の依頼もさらに増えていき、経営も安定するようになっていきました。

訪問リハビリの提供を始めてからも、私は常に「良質なチームケアの提供」を心がけてきました。そのため、利用者へのリハビリ提供時にはできる限り看護師も介入し、身体状況をはじめとする情報やケアの方向性などを細やかに共有するようにしているのです。

また、ステーション内では常にミニカンファレンスを開き、情報共有を行っています。利用者の身体状況によって、必要があれば看護師とセラピストが交互に訪問することもあります。看護師が細やかに利用者の状態を看ておくことで、病状が変化しやすい利用者や終末期の利用者であっても、セラピストは安心してリハビリやリラクゼーションなどを提供することができるのです。

セラピストによる訪問リハビリを始めてしばらくすると、事業所を利用する利用者の傾向に変化があらわれました。看護師だけで訪問していたときは要介護度4や5など介護度の重い利用者が多かったのですが、訪問リハビリを始めてからは介護予防目的の利用やＡＤＬ

（日常生活動作）のランクが軽い人、精神疾患を併せ持つ利用者が増加したのです。

おそらくこれは、訪問看護や訪問リハビリが疾病予防や重症化予防などに貢献できることが知られてきた結果だと感じます。それまで訪問看護というと寝たきりに近いなど、重症化してから初めて依頼が来ることが珍しくありませんでした。しかし、訪問リハビリと連携することで、早期から訪問看護が関わることで健康増進に役立つことが認知されてきたのだと思います。

医療の視点を持ったケアプランを作成するため居宅支援事業所を開設

訪問看護からスタートし、訪問リハビリにも取り組んでから数年が経ち、経営も安定してきた頃、次は居宅支援事業所を開いて介護の分野にも挑戦しようと考えました。

私は介護保険ができる前の時代から訪問看護をしているので、医療保険も介護保険もどちらも知っています。医療保険で行う訪問看護だけならば、ケアマネがいなくても問題はありません。しかし地域を支えるためには、やはり全年齢を対象に活動したいと考え、訪問看護ステーションを開設してから約４年半が経過した２０１３年６月、居宅支援事業所を開設しました。これによって介護保険の領域にも深く関わることができるようになり、看護師やリハビリ専門職、ヘルパーなどチームケアでの活動の幅も大きく広げることができるようになったのです。

居宅支援事業所を開いてケアマネの仕事をするにあたって考えたことは、医療の視点を入れて、しっかりとしたケアプランを立てなければならないということです。なぜかというと、それまで訪問看護の仕事をしていて、必ずしも適切ではないケアプランを数多く見てきたからです。

たとえば、末期がんでほぼ寝たきりの人に対して歩行のための福祉用具を入れようとしたり、リハビリを入れようとしたりしていたケアマネもいました。このようなケースで必要なのは、リハビリや歩行のための福祉用具ではありません。がんの末期で痛みのために歩けなくなっていることもあり、まずは疼痛コントロールが必要なのです。痛み止めなどでしっかり疼痛をコントロールできれば、歩けるようになることもあるからです。

医療の視点が抜け落ちたままケアプランを立てようとすると、このようなことが起こりがちです。私はこのようなケアプランのミスマッチを防ぐために、医療的な視点でケアプランを立てることに力を入れたいと考えました。もちろん私の事業所だけががんばっても、医療的な視点を取り入れたケアプランの重要性がすぐに浸透するわけではありません。それでも活動を続けていくことで、時間がかかってもケアプランのミスマッチが少しでも減っていけばいいと思いました。

また、予防的な観点からケアプランを立てることの重要性も伝えたいと考えていました。なぜなら、訪問看護は、重症になってからやっと最後に依頼が来るというケースがあとを絶たなかったからです。重症になってからでは、やれることは限られてしまいます。もっと軽症のうちから訪問看護が関われば、そもそも重症化を防ぐことができるのです。

また、医療の視点を持って地域へ出ると、医療と介護をつなぐことができます。介護職の利用者の生活を支える力は素晴らしいのですが、反対に看護師は、医療的知識はあるものの、生活を支えることはあまり得意ではありません。だからこそ看護師と介護職が協力することで、大きな相乗効果を生み出せます。異なる専門性を持つ者同士が相談し合い、協力し合うことで、多方面から利用者の療養生活を支えることができるからです。

在宅療養の現実を急性期の医療者は知らない

今、国全体で医療費削減に取り組んでおり、入院日数がどんどん短くなっています。がんの治療も外来で行うことが増えてきて、医療ニーズの高い患者が地域で過ごすケースが増えています。また、在宅酸素など自宅で使える医療機器も多く出てきました。その数や種類は、私が看護師になった頃とは比べものにならないほどです。しかし、そうした医療機器を使って患者がどのように地域で過ごしているかを、急性期の医師や看護師はあまり知らないのが現状です。

たとえばある利用者は、入院して治療したあと、在宅酸素を導入して自宅へ戻りました。ところがせっかく退院できたのに、ほとんど引きこもり状態で過ごしていました。足や腰には問題がありませんし、外出用の酸素を携帯すれば外へ出かけることもできるのに、ほとんど外出しないで暮らしていたのです。不思議に思って理由を聞いてみると、医療機器をつけて生活しているため隣近所の人から非常に重症患者だと思われている、酸素の機械をジロジロ見られるのも嫌だから外には出かけたくないと言いました。

これは、実際に在宅酸素を使って地域で暮らしている人でなければ分からない切実な悩みだと私は感じます。医師や看護師は、医療的側面だけを考えて治療し、数値が改善したら退院と判断しますが、本来ならばもっと退院後の生活にも想像力を働かせるべきです。

あるいは別の利用者で、やはり酸素を導入している人が「お風呂に入るといつも呼吸が苦しくなって、体がどす黒くなってしまう」と言いました。なぜ苦しくなるのかよく聞いてみると、なんと入浴時に邪魔だからといって酸素チューブを外していることが分かったのです。

今は在宅酸素の機械も発達して、チューブをつけたまま家中ほぼどこにでも移動できるように工夫されています。チューブを引っ張ったまま階段を上って、2階に行くことだって問題ありません。しかし、医療機器の使い方が正しく患者に伝わっていないことが多く、患者は使い方を誤解したまま不自由な生活を我慢しているケースも多いのです。

もちろん病院ではきちんと使用方法を説明していますが、患者や家族は退院時の慌ただしさやほかにも書類手続きや医療費の支払いなど多くのことを説明されるため、一度の説明では十分に理解できないことが多いです。その結果、医療機器の使い方を十分に理解しないまま自宅で過ごすことになってしまうのです。

こうしたことは、地域へ出て患者宅・利用者宅に足を踏み入れて初めて分かることです。では、誰がこのような患者の不自由さに気づいてあげられるのかといえば、それは訪問看護師しかいません。医療的視点から患者・利用者を看ることができ、かつ患者・利用者宅を実際に訪問できる訪問看護師が、療養生活を楽にするための正しい知識を伝えなければならないのです。

訪問看護師は患者・利用者に正しい知識を伝えると同時に、地域で患者・利用者がどのように過ごしているかを病院の医療従事者へ伝えていくことも求められています。訪問看護師が地域に根を下ろし、病院と在宅をつなぐ役割を果たさなければ、一度退院してもすぐに再入院することの繰り返しになってしまうからです。

患者が最後まで安心して自宅で過ごすには、何よりもまず痛みや苦しみがないことが重要です。しかしその方法は、実に多様です。一口に疼痛コントロールといっても、内服だけではなく貼り薬、皮下点滴などさまざまな方法があります。また、本人が自分で服薬できない場合は、介護職が服薬のサポートをすることもあります。このように考えていくと一人ひとりに適切な疼痛コントロールをするためには、医師や看護師、薬剤師、管理栄養士、介護職など多職種で関わることが何よりも重要になるのです。

死をタブー視せず、自分で最期を決めることが重要

その人らしく最後まで過ごすためには、自分自身でどのように最期を過ごしたいかを考えておくことも重要です。訪問看護師には、患者・利用者本人の意思決定をサポートすることも求められています。日本人は死をタブー視して、自分や家族の死について話し合うことを避けがちです。しかし、自分自身で最期はどう過ごしたいか、どのような医療を受けたいか、受けたくないかなどを考えておくことは、本人だけではなく家族にとっても大切なことなのです。なぜなら、本人が意思表示できなくなったときに代わりに意思決定をすることは、家族にとって大きな重荷になるからです。

たとえばある利用者は、認知症になって自分では意思決定できなくなってしまいましたが、腹部に小さな穴を開けてそこから直接胃に栄養を入れる、胃ろうをすれば命を長らえることができます。ここで胃ろうをするかどうかは難しい問題です。認知症になって口か

ら食事ができなくなってまで、生きながらえたいかどうか、本人以外が決めることはできないからです。

それでも誰かが意思決定をしなければならず、本人ができなければ家族がその役割を果たさなければなりません。このケースでは、利用者の妻が本人に代わって意思決定をしなければなりませんでした。私は、このときの妻の苦しそうな表情を忘れることができません。妻は、胃ろうをしなければ夫は死んでしまうと分かっていて、そのような重大な決断を自分がすることはできないといってうなだれてしまいました。このようなケースでは、胃ろうをするにしてもしないにしても、どちらも家族には後悔が残ります。本人が意思表示できない以上、正解は決して分からないからです。

死期が近い家族には、何もしないことが優しさになる

同様のことは数多くあります。医療をどこまでやるか、どこでやめるかは非常にデリケートな問題だからです。老衰で死期が近くなり、点滴をやめたら亡くなってしまうような人にいつまで点滴をするかも難しい問題です。この場合、実は点滴を続けることを本人

は望んでいないケースも多く、家族が望むため点滴を続けていることが少なくありません。

もちろん大切な家族だからこそ、できるだけ長くそばにいてほしいと思う気持ちは分かります。あるいは点滴をやめるという自分の決断によって、家族の命を終わらせてしまうことに対する恐怖感もあるはずです。しかし残念ながら、死期が近づいた人間にとって不必要にいつまでも点滴を続けることは、本人のためにはならないことが多いのです。

死期が近づくと心臓や腎臓をはじめとする体の機能も低下していくので、点滴を入れたり食事を食べさせたりしようとしても、うまく代謝することができなくなっていきます。そのような状態で無理に点滴をすると、体はどんどんむくんでいき、さらに皮膚が弱くなって褥瘡ができやすくなります。医療的な処置などをすればするほど、体はどんどんむしばまれていくのです。その結果、本人には痛みや苦しみが出ることもあります。死期が近づいたとき、家族をきれいな体のままで旅立たせてあげたいと考えたら、過剰な医療はむしろ逆効果にもなるのです。

ただ、この「何もしない」ということは家族にとっては非常に難しいことなのも事実です。家族からすればご飯も食べず点滴もしないのは、見殺しにしているように感じてしまうからです。そのため無理にご飯を食べさせようとしたり、医師や看護師に点滴をしてほしいと懇願したりします。

こうしたことは、訪問診療の医師や看護師がしっかり家族に説明し、悔いなく決断できるようにサポートしなければなりません。何もしないことが本人のためになることを医療者がしっかり説明し、家族を支えてあげなければならないのです。

本人が決めておけば家族の負担を軽減できる

最期の時をどのように迎えるのか、延命措置などの医療をどこまで受けるのかを本人が少しでも考えておくことは、残された家族の負担も軽減します。本人が少しでも事前に意思を伝えておいてくれれば「本人が望んだことだから、その通りにしたのです」ときっぱり言うことができます。本人が決めたことならば周囲も納得しますし、家族が不必要に責められることもなくなるからです。

終末期が近い患者、利用者と接するときは、医師や看護師、介護職など本人と関わる人は、亡くなったあとに家族が責められないように配慮することも必要です。これについて、非常に印象的な出来事がありました。ある男性が終末期に入り、一切の延命治療を受けないという意思を示して、実際にその通りに実行して亡くなりました。

その男性が亡くなったとき、男性自身が延命治療を望まないと話していた面談の記録を医師が妻に渡して「身内から何か言われたら、これを見せればいいですよ」と伝えたのです。なぜ医師がそう言ったかというと、妻は非常にかいがいしく男性の世話をしていましたが、籍を入れておらず内縁の妻だということでした。そのため男性が亡くなったあとに親戚などから責められないように、医師は面談記録を渡したのです。

残念ですがこのように最期を看取った人に対して、本人の死後に外野があれこれ言うのはよくあることなので自分の最期は自分自身で考えておくことが大切です。

もちろん、人間ですから一度決めたとしても、途中で気持ちが変わることはよくあります。一度決めたらもう変えてはいけないということはなく、何度変わってもいいのです。療養生活の初期の頃と、最後の方では医療や介護に対する見方が変わっていることは珍しくないからです。

たとえばこのような患者がいました。全身の筋肉が徐々に痩せていく難病、筋萎縮性側索硬化症（ＡＬＳ）を患っている女性でした。この病気は進行性で、やがては全身が動かしにくくなり、最終的には自力での呼吸も難しくなるとされています。女性は家族に自分が弱った姿を見せたくないと希望して、自力で呼吸ができなくなっても呼吸器をつけないという意思表示を早くから示していました。そして家族も女性の希望を受けて、いざ呼吸が苦しくなっても呼吸器をつけないと何度も話し合っていたのです。

　ところが次第に病気が進んで呼吸が苦しくなっていき、このままいけば命は持たないだろうという段階まできたときのことです。息ができずにあまりに苦しそうな彼女の様子を見ていた家族が耐えきれず、事前の話し合いに反して救急車を呼んでしまったのです。

　救急車に運ばれて搬送された先の病院で呼吸器をつけたところ、あれほど苦しそうだった女性の顔色がみるみるよくなり、彼女は回復することができました。そしてその後、何年間も、家族に介護されながら穏やかに過ごすことができたのです。

　こうしたケースからも分かるように、延命治療はしないと決めていても必ずしも最後までそれを貫くことができないことだって珍しくありません。自然に看取るというのは実はとても難しいことで、目の前で苦しそうにしていれば救ってあげたいと思うのは当然の気持ちだと思います。ですから、途中で気持ちは変わってもいいし、必ずしも事前に決めた通りになるとは限らないのも事実です。それでも本人が多少なりとも最期の過ごし方を考えておくのとそうでないのとでは、家族の心理的な負担は雲泥の差であることはぜひとも知っておいてほしいと思います。

救急車を呼んで「問題なく看取れた」と言ったケアマネの例

本人の意思を尊重するＡＣＰの考え方は、今では医療や介護現場にも浸透しつつありますが、介護保険制度ができたばかりの頃はまだ医療者や介護職の中にもこうした考えが十分に根付いていませんでした。このことを強く感じたケースがあります。まだ介護保険制度ができて間もない頃のことです。利用者が看取りになり、その場に居合わせたケアマネから看護師がいなくても問題なく看取ることができたと報告を受けたことがありました。

そこでどのような最期だったかを聞いたところ、救急車を呼んで搬送してもらったので、最後は病院で亡くなったというのです。これには驚きました。訪問診療も訪問看護も導入されずに、訪問介護とデイサービスのケアプランだったようです。本人の気持ちはどうだったのかしら、苦痛はなかったのかしら、訪問介護士は不安ではなかったのかしらなどいろいろ思いが巡りました。担当のケアマネは事故死にならなかったから問題はないと考えているようでした。こうした経験からも私は、患者や家族だけではなく介護に関わる職種に対しても、看取りに関してともに学び合わなければならないと感じたものでした。

自然に看取ることは非常に難しいことですが、本人がしっかりと意思を示して家族の理解などもある場合、不必要に医療行為をせずに穏やかに看取ることができるケースもあります。ある男性の利用者は、最後は絶対に救急搬送されたり入院したりせずに、自宅で過ごしたいという強い希望がありました。妻はそのことに対して理解を示し、訪問診療や訪問看護、訪問介護など多職種によるサービスを入れたうえで、自宅で終末期を迎えたのです。

やがて男性に死期が近づくと、食事も水も何も受け付けなくなりました。医師はその状態を看て、絶対に最後は水分も何も摂らせないようにと指示を出しました。介護をしていた妻はあとから「何て冷たいことを言う医師だろうと腹が立った」と言っていましたが、医師の言う通りに水も何も摂らせずに夫の様子を見守り続けたのです。

いよいよ最期が近いというとき、子どもや孫も集まりました。男性は家族に囲まれながら、最後の最後、亡くなる1時間前くらいまではっきり意識もあり、普通に家族と会話をすることもできたのです。そうして少しずつ話さなくなり目を閉じる時間が長くなり、自然に枯れていくように亡くなりました。

この最期を見た妻や子どもたちは「人間が死ぬことは、これほどまでに安らかで穏やかなものか」と大変驚いていました。その後、妻と会ったときには「自分の最期もあのように穏やかに死にたい」ということを家族や友人と話しているということでした。これは本当に自然な形で看取ることができたケースで、家族にも本人にも後悔が少なく満足できる看取りだったと感じています。

認知症の人で、もう記憶などもあまり残っていないような人が、最後の瞬間だけわずかに正気に戻って家族に「ありがとう」「大好き」などと言って亡くなることもあります。それまで認知症であまりはっきり話すこともなかった人が、最後に家族へ感謝を伝えるというのはどうにも不思議な話ですが、実際にこうしたケースに何度か遭遇しました。それまでの家族関係や介護の苦労などさまざまなことがあったとしても、最後に感謝の言葉を伝えて別れられるというのは、残された家族にとっても大きな救いになります。このように満足して穏やかに人生を閉じることができたら、それは本当に素晴らしいことです。

死と向き合うことは医療・介護職にもストレスに

家族でなくても、死と向き合ってストレスや負担を感じるのは医療職や介護職も同様です。死と向き合うことのストレスや負担は、とくに介護職に対していえることかもしれません。看護師などの医療職は、もともと人の死を多く経験している職種です。これに対して介護職は、今でこそ少しずつ介護施設における看取りなども増えてきましたが、医療職ほど多く人の死を経験していません。

このことを強く感じたエピソードがあります。神経が冒される難病を患う利用者を介護していた、介護スタッフに起きた出来事です。ある日その介護スタッフが、いつも通りに利用者の体位を変えようとしたときのことです。まさに体位変換をしたその瞬間、利用者の呼吸が止まってしまったのです。すぐに訪問診療の医師を呼びましたが、すでにそのときに利用者は亡くなっていました。

これは医学的に考えれば、十分にありえることです。その利用者は神経の病気で呼吸中枢にも障がいがあったので、いつ何時呼吸が止まってもおかしくない状態だったからです。患者の病態を考えれば介護スタッフに責任はまったくないことは一目瞭然なのですが、当の介護スタッフ本人はそうは思わなかったようです。

私はたまたま、その介護スタッフが体位変換をして利用者の呼吸が止まった直後に訪問看護に入り、介護スタッフの様子を目撃しました。介護スタッフは青ざめて直立不動のまま身動きもせず、大変なことをしてしまったと自分自身を責めている様子でした。これは仕方のないことだと思います。病態に関する医学的な知識がない中で介護をして、たまたま利用者が亡くなるタイミングで自分が体位変換をしてしまったわけですから、自分のせいで利用者の呼吸が止まったと思い込んでも無理のない話です。

すぐに駆けつけた医師が介護スタッフに向かって「あなたは何も悪くない。この病気の患者はいつこのようなことが起きてもおかしくはないのですよ」と一生懸命説明していましたが、介護スタッフの耳には医師の言葉は届いていないようでした。私は次の訪問もあったので、その場は訪問診療の医師たちに任せるしかありませんでしたが、その介護スタッフのことがどうしても気になって仕方がありません。

そのためせめて少しでも何かしたいと思い、そのスタッフの事業所に電話で状況を伝え、その後のフォローを依頼したのですが電話口で対応した事業所の担当者は、事態の重要性があまりピンときていません。しかし私は、介護スタッフがこのことをきっかけに介護が怖くなってしまうのではないか、もう仕事を辞めてしまうのではないかと心配でなりませんでした。それほど人の死に直面するのは恐ろしいことで、ショックなことだからです。ましてや自分が介護をした直後に亡くなったとすれば、そこに関わった介護スタッフのストレスは計り知れません。

この経験からも私は、地域で活動する医療職として、ともにチームで利用者を支える介護職に対して病態をきちんと伝えることの重要性を改めて痛感しました。利用者の病態によっては、どれほど手厚くケアをしても亡くなることを防げないことは当然あります。人間である以上、寿命には逆らえないからです。それについて誰を責めることもできませんし、医療職や介護職は自分自身を責める必要もありません。こうしたことを担当者会議や日々のカンファレンスなど、折に触れて伝えることで、私たちは人の死に遭遇するリスクのある仕事をしていることを自覚しなければならないのです。

スタッフを第一発見者にしないための配慮

人の死に遭遇することによるストレスやリスクを、少しでも避ける工夫も忘れてはなりません。私は、そろそろ看取りが近いという利用者宅を訪問するときや、いつもならばチャイムを押せば反応があるはずの利用者宅で反応がないときは、必ず2人1組で訪問するように伝えています。そのようなケースではいつ誰が死亡時の第一発見者になってしまうか分からないからです。

そのような心の準備をしないままに第一発見者になってしまったら、訪問したスタッフの心理的負担は計り知れません。警察の事情聴取も受けなければなりません。だからこそスタッフを守るためにも、看取りが近い利用者には2人で訪問するなどして、少しでも負担を和らげる工夫を怠ってはならないのです。

人生の最後というと、施設がいいか在宅がいいかという問題がつきまといますが、これは一概にはいえないと私は思います。家族構成や住んでいる場所のコミュニティ、地域の医療・介護資源などさまざまな要素が絡んでいるからです。

よく、都市部は核家族化が進んでいて家族が介護できないといわれますが、実は地方は地方ならではの理由で施設入所をすることもあります。たとえば家族の多くが農業に従事している場合など、ある程度の年齢になって農作業が手伝えなくなったら皆施設に入るという地域もあるのです。その場合、施設に入ることで人間関係が途切れることはありません。地域の人の多くが同じ施設に入るため、施設内でも地域と同様にコミュニティができるからです。

中にはどうしても集団生活が嫌で、住み慣れた自宅で最後まで過ごしたいという人もいます。この場合、最後まで自宅で過ごすにはいくつか条件を整えることが必要になります。たとえば地域で在宅サービスを受けられる介護資源があるか、訪問診療をしてくれる医師がいるか、それを支えてくれる家族がいるか、家族がいない場合はそれを補う外部サービスを入れる費用を賄えるか、さらには自宅の作りが在宅療養に適しているかなどがポイントになります。

死ぬ間際まで節約したお金はいつ使う？

自宅で最後まで過ごすことを考えたとき、介護保険だけだとすべて思うような介護が受けられない場合もあります。介護保険制度は公的な保険ですから、さまざまなルールや縛りがあるからです。そうした際には、自費のサービスを利用するのも一つの方法です。

人生の最後を考えるとき、お金の問題は切っても切り離すことができません。生き方や死に方を考えるときに、お金の使い時を考えることも重要だと私は多くの高齢者を看る中で思うようになりました。なぜなら、介護が必要になった高齢者の中には、貯蓄があるにもかかわらずそれを決して使おうとしないでひたすら節約に努めている人もいるからです。

たしかに日本では、質素倹約を美徳とする文化があります。また、物が少ない時代を経験した高齢者の中には、お金を大切にすることが身に染みこんでいる人もいるのだと思います。しかし、介護が必要になった人生の最後の最後でお金を使わなければ、いったいいつ使うのだろうと思います。

それまでがんばって貯めたお金なのだから、最後は自分が心地よく過ごすために使うという選択肢があってもいいはずです。一般的に、在宅の方が施設よりも費用はかからずに過ごすことができるといわれています。それならなおのこと、自費サービスでもなんでも使って、最後くらい自分の好きなように穏やかに過ごしてほしいものです。

在宅介護を通して家族の関係性を再構築

訪問看護師が地域の在宅療養を支えることで、亡くなる前に家族の関係性を再構築できた印象深いケースがあります。今「8050問題」や「7040問題」などが報道されることがありますが、私が関わった女性、Aさんのケースはまさにこれに該当するものでした。

8050問題とは、80代の親が50代の引きこもりの子どもを養っている問題などのことです。引きこもりが長期化、高齢化するなかで、かつては10代20代だった引きこもりの子どもがそのまま年を取り、40代50代になってもなお年金生活の親に養われているケースが増えてきました。こうしたケースでは親が亡くなったあと、本人の生活が成り立たなくなってしまうため、社会全体で多様なサポートをすることが必要とされています。

Aさんはがんの終末期で入院していましたが、最後は自宅へ帰りたいという本人の希望で在宅療養へ切り替えました。自宅では、本人の希望で点滴などの医療行為もしないこととなりました。ところが自宅にいるのは、もともと同居していた三男一人です。長男、次男は独立して別に住んでいて、40代になる三男だけが無職でAさんと同居していたのです。

長男、次男と比べて三男は家族のなかで存在感が薄く、Aさんの直接的な介護を他のきょうだいから押しつけられているようなかっこうでした。家族背景を聞くと、Aさんの介護を三男に任せるのは少々頼りないようにも感じられます。そこで三男に、Aさんを自宅へ帰すにあたって話を聞いたところ、できる限り母親の希望を叶えたいという前向きな気持ちを持っていることが分かりました。そこで、訪問看護や訪問介護、訪問診療などが連携しつつ、Aさんが悔いなく安楽な在宅療養生活を送ることができるように準備を進めていったのです。

療養環境を整えるにあたっては、疼痛コントロールなどAさんの苦痛を緩和することはもちろんのこと、Aさんが母親としての役割を果たすことができるようにも配慮しました。なぜなら、私たちは死ぬその瞬間まで夫であり妻であり、父であり母であるなどその人なりの役割があるからです。病院ではこうした役割を果たすことができずに、誰もがひとくくりに「患者」となってしまいます。しかし、せっかく自宅へ戻り、家族のそばで最期の時間を過ごすのですから、私たちはAさんが元気だったときと同じように、母親の役割を果たすことができるようにしたいと考えました。

また、Aさんを支えると同時に、三男を支えることも非常に重要でした。三男は母親の死に際して自宅で介護したいと言いましたが、そうはいっても介護に関する知識や経験はまったくありません。そのため、何よりもまず三男が不安なく自宅での看取りができるように、三男にとってやりやすい介護の方法を取り入れていったのです。

実際に自宅で行ったケアは、全身状態の観察から始まって、在宅酸素機器の管理、排便・疼痛コントロールのための薬剤管理、清潔ケア、楽に過ごせる体位の工夫、精神的な支援、三男に対する介護方法の指導などでした。

食事に関してもさまざまな工夫が必要でした。少しでも食べられるように食事の内容について三男とも相談しましたが、実行するのは簡単ではありません。経済的な問題や三男の家事能力の問題などがあったからです。

Aさんは、実際の介護は三男が行い、ほかの子どもたちは経済的な支援をすることでサポートしていました。しかし、いくら子どもたちが経済的な支援をするからといって、母としてあまり負担をかけたくないという思いがAさんにはありました。そこで、お金のかかる既製品をできるだけ使わずに自前で食事を用意することにしました。

看取りが近い母親に教わりながら初めての料理

ところがこれまではAさんがすべての家事を担っていたので、三男は料理や洗濯、掃除どころかおかゆを作ることすらできなかったのです。そこで三男には、ご飯の炊き方やおかゆを作るところから教える必要がありました。

ただ、ここでも一工夫することで、Aさんが母親としての役割を果たすチャンスとすることができました。おかゆの作り方を教えるときに、Aさんにも協力してもらったのです。ベッドに横たわりながらゆっくりとした口調でAさんがおかゆの作り方を伝え、それを三男は実に几帳面にノートへ書き写していきました。そして教えられた通りにご飯を炊いて、三男は慣れない手つきで人生で初めてのおかゆをAさんのために作ったのです。そのおかゆをAさんは一さじ口に入れて「美味しい」と実に満足そうに微笑みました。

その後、三男はAさんに請われるがまま、みそ汁やスープなどを作っていきました。そのたびにAさんは、量は少ないものの美味しそうに三男が作った料理を食べるのでした。三男が作ったみそ汁やスープは、すべてAさん直伝のレシピです。そう考えるとAさんは、人生の最後に我が家の味を息子に託したといえるのかもしれません。

洗髪や足浴、陰部の洗い流しなど清潔に関するケアについては、三男を交えて楽しかった昔話などをしながら行いました。その時間は本当にAさんも楽しそうで、まさに人生の楽しかったことを振り返っているようでした。こうしたことを繰り返すうちに、次第に三男は訪問時には進んで足浴用のバケツやお湯、タオルなどを用意してくれるようにもなったのです。

最初の頃、三男は自宅でAさんを看ることに不安がいっぱいだったようで、何度も何度もステーションに電話をかけてきては質問をしていました。質問内容は食事のことや清潔ケアのこと、排泄のことなど細かいことでしたが、三男は慣れない介護で必死だったのだと思います。いつもとても不安げな様子で電話をしてきたのを覚えています。

ところが次第に質問の電話は減っていきました。電話をするのではなく、訪問時にまとめて質問をしてしっかりメモを取り、看護師などの訪問がない日はメモを見ながら自分で対応できるようになっていったからです。そうして質問があるたびに答えていると、やがて看護師が訪問する日以外は、三男がしっかりAさんのケアをできるまでになっていきました。当初、三男の介護について私たちは不安を感じていましたが、それが杞憂であったことがはっきりと分かりました。

そこで三男の介護力が上がっていることや、Aさん自身が三男に介護されることを望んでいたことなどから、看護師は黒子のような役割に回ることで、三男が持てる力を最大限に発揮できるようにとケアの方法を変えていったのです。同時に、Aさんと三男が多くの時間を持てるようにして、Aさんが三男に残すべきことをすべて伝えられるようにも配慮しました。

こうして自宅へ戻って1カ月が経過した頃、Aさん宅への訪問を週に3回から2回へと減らすことになりました。理由は薬によって疼痛コントロールがうまくできていたことや、酸素危機のトラブルなどもなく安定していたこともありますが、何よりも三男の変化が大きな理由の一つです。最初の頃は私たちから見ても三男の介護力に不安があり、自宅での看取りは難しいのではないかと思われました。

しかし訪問するたびにできることが増えていって、Aさんの表情を見ても非常に穏やかでした。三男が予想外なほど献身的に介護する様子を見守る中で、次第に自宅での看取りができそうだと判断するようになったのです。そこで、いよいよAさんの死期が近づく頃になると、訪問診療の医師と相談しながら看取りの体制を整えていきました。

Aさんの在宅療養が始まって2カ月弱が経過した、ある深夜のことです。三男から連絡が入り、駆けつけるとAさんは臨終間際の様子でした。そこには、ほかのきょうだいたちも全員集まっていました。三男が時期を見計らってほかのきょうだいにも連絡をしたので、きょうだいたちはAさんの臨終に間に合ったのです。

在宅介護、看取りを通して無職の三男が自分を取り戻す

亡くなったあと、三男はAさんが好きな色のブラウスとそれに合う靴下などを選んで最後に着せましたが、その手際が実に見事で、最初の頃あれほど不安な様子だったことがうそ

そのようでした。人が亡くなると、死後にご遺体をきれいに整えるエンゼルケアを行います。Aさんのエンゼルケアは三男がリードしながら、きょうだい全員で行うことができました。

ほかのきょうだいたちは、三男が見事にAさんの介護をやり遂げたことに改めて驚き、口々に感謝の言葉を述べていました。感謝の言葉を浴びながら、三男は少しだけ嬉しそうに、黙々と最後のケアを行っていたのを今でも覚えています。この様子を見て私は、三男が息子として、そして家族の一員として立派に役割を果たしたことに胸が熱くなりました。それまでは家族の中であまり目立たない存在だったかもしれませんが、母親の看取りという人生で非常に大きな節目で立派に役割を果たしたからです。

Aさんの看取りをきっかけに、きょうだいの間で三男の存在感が確固たるものになりました。介護を通して、家族間の関係性が良い方向に作り変えられていったのです。Aさんは人生の最後において、介護されることを通して、きょうだい間の関係性を再構築してくれたのでした。これまでの人生で、三男にはつらいこともあったと思いますが、きっとこれからはきょうだいとともに生きていけるのではないかと私は確信しているのです。

たとえ地位や名誉はなくても、Aさんのように母として、主婦として家庭を守っている女性は数多くいます。多くの女性が社会進出している今日では、こうした役割はあまり評価されないかもしれません。しかし、人としてとても大切なことを行っているのではないかと私は思います。Aさんのケースはまさにこのことを私に教えてくれるものでした。

誰一人として同じ人生がないように、看取りも100人いれば100通りの看取りがあります。それをチームで支える訪問看護や訪問介護、訪問リハビリの仕事は、言葉にできないほど価値のある仕事です。限りある命を支えることができるという意味で、在宅医療や在宅介護に関わる仕事は「命の伝道師」だとも思っています。

［第4章］

高齢者が地域住民とのつながりをもつためのサービスを提供
医療・看護・介護・福祉が連携し、地域全体で支援する

医療的ケアが必要な重症者を支えるため療養通所を開設

訪問看護、訪問リハビリからスタートして、居宅支援事業所も開設し、医療と介護の両面から地域の高齢者を支えることができるようになったのはいいものの、次なる課題が私の前に立ちはだかりました。それは、在宅で療養する人の中でもとくに医療的ケアなどが必要な、重症者をどのように支えるかという課題です。

地域で療養している人の中でも、要介護度や医療依存度が低い人の場合は、自分でデイサービスに通うなどして地域とつながりを持つことができます。その一方で、要介護度が高い人や医療的処置が必要な人は、デイサービスなどに通うこともできないため、結果として一日中自宅へ引きこもり状態になってしまうのです。

この場合、利用者本人にとっても社会参加の機会を奪われることになりますし、それを支える家族の負担は非常に重くなってしまいます。医療的ケアが必要な重症者をせめて日中だけでも預かる場所があれば、利用者は地域とつながる機会にもなり、家族の負担軽減にもなるはずです。このように考えて２０１７年に療養通所（地域密着療養通所介護）を開設しました。

療養通所は、医療的ケアが必要で病状が中重度の人などを対象に、送迎付きで1日過ごしてもらうデイサービスです。具体的には、難病や認知症、脳卒中の後遺症、がん終末期、要介護の人などで、気管切開や人工呼吸器、胃ろう・腸ろう、在宅酸素療法、中心静脈栄養、体内に溜まった体液を排出するためのドレーンなどの医療的ケアが必要な人が対象です。ここでは看護師や理学療法士、作業療法士、介護職員などがチームで日々の病状観察から入浴、排泄、食事などの介助や日常生活上の世話、リハビリなどを行います。

私のところで受け入れているのは重症度の高い人が多く、デイサービスに来て1日の間でずっと座っていられず、ベッドに横になっているような人が大半です。食事のときだけはなんとか座るとしても、あとはずっとベッドで休んでいるなど、自分の足でフロアを歩ける人はほとんどいません。トイレを使用するような人も数えるほどで、ほとんどの人がおむつをしています。お風呂も介護用リフトを使っていて、いわゆる一般的なデイサービスのように座って入浴するようなものではありません。

このように医療依存度が高い人や介護度が重い人は、ショートステイなどでも利用しない限り、自宅にいたら訪問サービスが入る時間以外はすべて家族がケアをしなければなりません。だからこそ私たちのような療養通所が地域にあり、日中だけでも受け入れることで家族は少なくともその間だけは体を休めることができるのです。

私はもともと、人間同士が一日中同じ空間でずっと一緒にいることは、たとえ家族であっても心地よい時ばかりではないだろうと考えています。やはり、朝「行ってきます」と言ってそれぞれの場所へ出かけ、夜には「ただいま」「おかえりなさい」と言い合える、ある程度の距離感は必要だと思っています。ましてや医療機器をつけて介護やケアが必要であるならば、なおのこと少しでも離れる時間は大切です。

私たちのような場所でたとえ日中だけでも責任を持って受け入れて、そこで胃ろうからの注入や痰の吸引、入浴などを行えば、家族の負担を軽減できてお互いに思いやりを持つことにもつながります。利用者は日中を私たちの施設で過ごしますが、本音では「行きたくない」「家にいたい」と思う人もいるかもしれません。療養通所に通うことを楽しみにしている人がいる一方で、行きたくない日だってあるのが普通です。それでも、家族に迷惑をかけたくなくて、がんばって通っている人だっているのです。

そのような利用者の気持ちを知れば、家族は自分たちのために通ってくれてありがとうと思うようになります。それによって介護する人にも介護をされる人にも、双方にとって良い環境を作る手伝いができればいいと考えています。昨今、介護の負担から家族に危害を加えてしまうなど、悲しい事件も起きています。そのような事件を起こさないためにも、時間や回数に制限はあるかもしれませんができるだけ利用者を預かることで、家族にも利用者にも心の余裕を持ってほしいと願って療養通所に取り組んでいます。

在院日数が短くなっている中で、医療依存度の高い人などがどんどん地域で過ごすようになっています。その一方で、そうした人が利用できる施設や事業所はなかなか増えないのが現状です。たとえば横浜市には18の区がありますが、療養通所がある区は半数以下で、重度の人が通いで利用できる事業所がない区も少なくありません。

療養通所がなかなか増えない理由の一つは、採算が合わないことです。重症で医療依存度が高い利用者が多いということは、それだけケアをするにも手間がかかるので、手厚い人員が必要になります。たとえば送迎一つをとっても、車1台につき1人ずつの送り迎えが必要になります。今は少しだけルールがゆるくなって、必ず看護師が送迎に付き添わなくても大丈夫になりました。

しかし以前は、送迎の車1台ごとに必ず看護師が同乗しなければならないというルールがありました。制度改正によってICTなどを活用し、看護師が状態の報告を受けて判断し、家族の了承があれば受け入れてもいいことになりました。それでも送迎には介護職員が2人必要なので、人手が必要なことに変わりはありません。すべてにおいてこのように手間がかかるため、一度立ち上げても閉鎖してしまうケースがあるのが現状です。

同じく制度改正によって、療養通所の利用料金は包括報酬制になりました。包括報酬とは、1カ月の間に何度利用しても料金は同じというものです。療養通所の利用者は医療依存度が高い人が多いので、どうしても病状によっては休んだり入院して長期利用できなかったりということがあります。そのため包括方式で利用回数にかかわらず料金が同じとなると、1カ月に何度も利用する人はお得に感じるでしょうし、反対に数回しか利用しない人は高いと感じるかもしれません。しかしやはり私の基本的な姿勢として、公的保険を使ったサービスである以上はできるだけ公平にサービスを利用してほしいと思っています。

こどもデイを開設し、子どもから高齢者までが同じ空間で共生する施設が誕生

療養通所の開設によって、医療処置が必要でなかなか外出できない人に、久しぶりに外の空気に触れてもらうほか、家族に束の間の休息を取ってもらうことなどができるようになりました。利用者のなかには、それまでは寝たきりでお風呂にも入れなかったり、自宅で天井ばかり眺めていたりした人がいました。療養通所ではそうした人が外に出て家族以外と触れあう機会を作り、再び生きる力を取り戻してもらうためにケアを提供しています。

療養通所を開設して1年ほど経った頃、地域から切り離されて困っているのは高齢者だけではないことにも改めて気づきました。私たちはもともと高齢者だけではなく、医療的ケアが必要な子どもの訪問介護も行っています。

訪問看護で関わっている子どもたちは、生まれたときからずっと呼吸器をつけていたり、胃ろうで栄養を摂ることが必要だったりなど、日常的に医療的ケアが必要でした。し

かしそうした子どもを安心して預けられる場所などほとんどないため、多くの場合母親がほとんど1人で医療的ケアと育児を担っているのが現状です。

医療的ケアが必要な子どもが家族以外と触れあうことができるのは、私たちのような訪問看護師などが月に数回自宅を訪問するときくらいで、あとは自宅に引きこもり状態のことも珍しくありません。これは成長期の子どもにとって、あまりいい状態とはいえないと感じました。成長期の子どもは集団の中で過ごし、家族以外の人との触れあいを通して、心身ともに成長していくからです。これは医療的ケアが必要な子どもでも、健常児であっても同じです。

私は医療的ケアが必要な子どもたちにも、多くの人と触れあって成長する機会を与えたいと思いました。私たちの事業所にはすでに高齢者向けの療養通所がありますから、そこを子ども向けにも活用できないかと考えたのです。

調べていくと、制度的には療養通所と同じスペースで、重症心身障害児の児童発達支援と放課後等デイサービスを行うことは問題がないことが分かりました。そこで2018年、重症心身障害児型の児童発達支援事業・放課後等デイサービスのこどもデイを療養通所内に開設しました。これで私たちの施設は、子どもから高齢者までが同じ空間で共生する横浜市磯子区唯一の施設として新たなスタートを切ることになったのです。

児童発達支援事業では、個別のケアによって病状安定を図ることと、発達支援を行うこと、さらには家族のレスパイト（一時休止、休息）を目的としています。そして放課後等デイサービスは、授業が終わったあとや学校が休みの日に、子どもに通ってもらって発達支援などを行うことを主な目的としたものです。

どちらの施設も、子どもの発達を見守る児童発達支援管理責任者（児発管）が状態をアセスメントし、個別プログラムを作成して発達をサポートします。健康管理や入浴についても療養通所と同様の体制で実施し、そのうえでゲームや遊びを通して発達段階や個性に応じた課題に取り組んでいくのが特徴です。また、ＮＩＣＵ（新生児集中治療室）の経験がある看護師や保育士、小児の作業療法士、介護職などがチームで子どもの成長を見守る体制を整えています。

高齢者にも子どもにも双方に相乗効果

高齢者だけではなく、異なる世代が同じ空間で一緒に過ごすことは双方にとって意味があると私は考えています。それにはいくつか理由がありますが、一つは特別養護老人ホームで仕事をしてきた経験から感じたことです。

特別養護老人ホームでは、認知症の人ばかりが集まって集団でケアを受けていました。似たようなケアが必要な人を1カ所に集めて集団でケアすることは、ある意味で効率のいいことだといえます。また、認知症に特化することで、職員の認知症患者に対するケアの質が上がることも期待できます。

その一方で、認知症患者だけを集めるということは、一般的な社会とは大きくかけ離れた空間になってしまうリスクもあります。認知症の高齢者もいれば赤ん坊もいて、さまざまな人がいるのが本来の社会です。そのように考えると、特定の病気や症状の人だけを集めた空間というのは、どこか不自然な印象を受けることもありました。

もう一つの理由としては、私自身が田舎で祖父母と両親の3世代で育ったことも関係しています。多世代や大家族で暮らしていると、一人くらい認知症だったり障がいがあったりしても、あまり特別視されることはありません。どのような人であっても家族の構成員として、自然と受け入れてもらうことができるのです。

日本はもともと農家が多く、どの家も2世代、3世代の大家族で暮らしていました。今の時代は大家族が減りましたが、それでも世代を超えた交流はとてもいいものだと思います。このように考えて、横浜市磯子区で唯一の高齢者と子どもがともにケアを受ける施設を作ったのです。

この試みは、子どもが加わることで利用者に笑顔が増えたり、施設全体が活性化したりして大成功となりました。療養通所では、車椅子や寝たきりに近い高齢者が療養していますが、そのすぐそばで子どもの泣き声が聞こえてきます。それでも、そのことで嫌な顔をする利用者は一人もいません。むしろ、高齢者は小さな子どもと触れあうことを楽しみにしていて、愛おしそうに声をかけたりしています。

がんで終末期の利用者などは、普段はなかなか物事を明るく考えられない時期だと思います。しかし、そうした中でも子どもの笑い声を聞くと安心すると言ってくれる利用者もいました。また、子どもたちと一緒に七夕など季節のイベントをすることで、自分自身の子ども時代を思い出すと言っている利用者もいました。

子どもの方も、親以外の大人に触れることには意味があります。核家族化で両親以外の大人に触れる機会が減る中で、親以外の大人から声をかけてもらったり、かわいがってもらったりすることは、健全な成長のために大いにメリットがあるからです。

多職種で子どもの可能性を引き出す

子どもの発達を支援するために作ったこどもデイですが、多職種のチームで長期間関わることによって初めてできるサポートというのは、無限にあります。たとえば訪問看護であれば、決められた時間の中でどうしても医療処置を優先させなければならないという事情があります。まずはお風呂介助やガーゼ交換など、生きるために必要な処置を優先する中で、子どもの心に寄り添ったり成長を観察したりする時間をゆっくり取ることができません。

これに対してこどもデイであれば、朝から夕方までじっくりその子どもと向き合うことが可能です。しかも、看護師だけではなく保育士が心身の成長を促したり、作業療法士が新しい動作の習得をサポートしたりなど、多職種でさまざまな面から子どもの発達にアプローチできるのです。

子どもの療育に関わるようになって、私は子どもの可能性をとくに強く感じるようになりました。障がいがあっても医療の助けが必要であっても、それでも子どもは日々しっかりと成長していくからです。

こどもデイで関わる子どもたちは、寝たきりに近い子どももいます。しかしそうした子どもであっても、視覚や聴覚、嗅覚、味覚、触覚といった五感に刺激を与えると、それぞれに異なる反応を示します。最初の頃は喜怒哀楽など感情の動きも分からないのですが、長時間関わる中で、次第にそれが分かるようにもなってきます。喜んだときのわずかな筋肉の緩み、視線の動きから、子どもがしっかり何かを感じていることが伝わってくることも多々あります。

早さに違いはあったとしても、その子なりに成長しているのを見守るのは高齢者の介護とはまた違ったやりがいや喜びがあります。成長のスピードはそれぞれで、早い子どももいればゆっくりな子どももいます。また、体の方はあまり成長できなくても、頭脳の方が素晴らしく発達する子どももいます。子どもの発達や成長の仕方は千差万別ですから、療育の方法も誰一人として同じではありません。そして、より多くの専門職で関わることによって、さらにその子の可能性を引き出せると私は確信しているのです。

今は小規模な事業ではあるものの、高齢者と子どもをあわせて良い形で運営できています。しかし、課題もあります。一つにはスペースの問題です。療養通所では利用者1人あたりの平米数が決まっていることや、1人につきベッドを1台設置しなければならないことなどから定員は最大で6人としています。そこに子どもも受け入れているので、たとえば高齢者3人なら子ども3人、高齢者4人なら子どもは2人など、日々定員におさまるようにやりくりしているのが現状です。

そのため、とくにこどもデイでは保護者から受け入れてほしいと言われても、希望する日時での預かりが難しいことがあります。本来ならば母親たちが社会とつながれるように、仕事やパートに行く時間は預かることができればベストですが、現状では必要性がある人すべてを預かることができていないのです。

今は時代の流れとして、子どもの支援を手厚くしていく方向性が打ち出されているので、良い方向に制度が変わっていく可能性はゼロではありません。いずれにしても、今後さらに地域でのニーズが多くなった場合は、受け入れスペースの問題と向き合わなければならなくなると感じています。

医療、介護、福祉まで切れ目なく支援するため相談支援事業をスタート

療養通所開設、こどもデイと開設し、次に取り組んだのが相談支援事業です。相談事業というのは、簡単にいえば介護保険におけるケアマネのような役割を、障がいのある人に対して行う事業のことです。医療、介護に加えて障がいのある人に対する福祉など、病気を原因として支援が必要な人をトータルでサポートするために、相談事業も展開することを決めました。

介護保険と障がいの保険は、そもそも社会資源が大きく異なります。障がいのある人を対象とした社会資源としては、作業所やデイサービスなどさまざまにありますが、それら

は介護保険のデイサービスとは運営のための財源も利用者にとっての利用方法もまったく異なるものなのです。制度としては異なる立て付けのものですが、それを利用する利用者は同じ人ということもあります。

高齢者になれば基本的には介護保険の利用が優先されますが、それまでは状態によって医療保険が適用になることもあれば障がい福祉の対象になるなど、身体状況に応じて使える制度はさまざまです。

たとえば介護保険は65歳以上、もしくはがんや脳血管疾患、関節リウマチ、認知症、パーキンソン病などの特定疾患がある人は40歳からが対象です。障がい福祉のサービスを受けながら、やがて介護保険の対象年齢になって介護保険のサービスへ移行する人もいます。あるいは介護保険を利用して自立支援を目指している利用者が、少しずつ身の回りのことができるようになって障がい福祉のサービスを利用することになるケースもあると思います。

そのときに、私たちは医療保険と介護保険だけが対応範囲だから障がい福祉のことは関係ないなどと言ってしまったら、利用者との関係性が途切れてしまいます。そのようなことがないように、医療も介護も障がい福祉も同じ担当者が担当し、利用者と長く関われるように2018年、相談支援事業所（障害者計画相談）を開設しました。ここでは私たちが看護師として利用者の身体状況をアセスメントできる強みを生かし、本人の意向に沿った計画相談ができるように取り組んでいます。

相談支援事業所を開設することで、医療から介護、福祉まで切れ目なく地域の利用者をサポートできる体制が整いました。しかし、それだけではまだ地域の人を安心して支えられる体制が整ったわけではありません。なぜなら訪問看護や訪問リハビリ、訪問介護を通して、もっと頻回に利用者宅を訪問することの必要性を感じていたからです。

たとえば介護保険で訪問する場合などは、月に利用できる単位数の上限があるため訪問回数も限られてしまいます。しかし、認知症を患いながら地域で生活している高齢者などは、決められた訪問回数だけでは十分に見守れないこともよくあるのです。

たとえば軽い認知症がありながら自宅で生活している人などで、エアコンの調節がうまくできずに夏なのに暖房を入れてしまって脱水症になってしまうケースなどがあります。あるいは服薬の問題も切実です。病院ではきちんと処方をしてくれていたとしても、実はそれを自宅できちんと飲んでいない高齢者は珍しくないからです。この場合、朝晩の服薬のたびに訪問していたら、あっという間に介護保険の上限に達してしまいます。

定期巡回・随時対応型訪問介護看護サービスで在宅療養を最期まで支える

こうしたときに便利なのが、定期巡回・随時対応型訪問介護看護サービスです。これは介護保険の枠組みにあるサービスで、定期巡回、随時対応、随時訪問、訪問看護の4つのサービスを適宜組み合わせて、必要なサービスを24時間、必要なタイミングで提供するというものです。包括報酬方式なので1日に何回訪問しても利用者の負担は変わりません。定期的な訪問のように1回あたりの時間数も決まっておらず、短時間の訪問を何度でも行えるという仕組みです。そのため、高齢者のみの世帯や認知症の一人暮らしなど、ちょっとした見守りを頻回に行う必要がある利用者にとってはとても役立つサービスなのです。

定期巡回を使えば、見守りや安否確認、服薬時の声かけなどちょっとしたサポートを必要に応じて随時行うことができます。訪問時間は多くが15分や20分程度で、決して長い時間ではありません。そのため調理などはできず、家族やヘルパーが用意していたものを温めたり、食べられるようにテーブルにセッティングしたりすることなどが主になります。

しかし、短時間でも巡回することには大きな意味があります。たとえば夏場の暑い時期には、きちんと冷房をつけているか、水分を摂っているかなどを確認しにいくこともできます。実は高齢者の在宅療養では、このようなちょっとしたサポートがあるだけで脱水が原因の入院を防ぐことができるなど、大きな効果があるのです。

もしも訪問看護の枠組みで訪問回数を増やそうとしたら、担当者会議などで了解を得なければならず、単位数も計算し柔軟には対応できません。その点、定期巡回・随時対応型訪問介護看護サービスを使えば必要なときに随時短時間、巡回できるので、利用者にとっては非常に利便性が高いといえるのです。

このように考えて2020年、定期巡回・随時対応型訪問介護看護事業を開設しました。私たちは定期巡回でも看護師と介護職がチームになって、利用者に対して必要なサービスを提供しています。看護師と介護職がチームで活動することによって、定期巡回・随時対応型訪問介護看護サービスを行うにしても、看護師の視点を取り入れて利用者の生活状況を見ることができるのです。

定期巡回・随時対応型訪問介護看護サービスを私たちが行うことで、身体状況を細かくアセスメントして利用者が抱える課題も見つけやすくなるため、どの時間帯にどれほどのサービスが必要かも把握しやすくなります。これによって、利用者に対するケアの質を大きく上げることができると考えています。

実は私はもともと、定期巡回にあまり興味はありませんでした。しかし利用者宅を訪問すればするほど、週に1回や1日1回などの決まった訪問だけではカバーしきれない困りごとがあることに気づいたのです。

認知症で食べ物を認識できない利用者のケース

たとえばある利用者は、兄弟で兄が認知症の弟を介護するような形で支え合いながら暮らしていました。ところがあるとき、弟を介護していた兄が熱中症で体調を崩し、点滴が必要になってしまいました。すると食事などの世話をする人がいなくなったため、あっという間に弟の方も脱水を起こして具合が悪くなってしまったのです。

私たちはこの利用者宅に、最初は訪問看護で入って点滴などを行っていました。しかし、週に数回だけではなくもっと頻回な訪問が必要と判断し、定期巡回・随時対応型訪問介護看護サービスで訪問するようになりました。自宅に食べ物や飲み物を用意して栄養と水分を摂れるように環境を整えてあげることで、2人とも体調がみるみる回復して脱水なども起こらないようになったのです。

この利用者の弟のケースでは、食べ物が冷蔵庫の中にあっても、認知症のためそれに気づかずに食べることができないのが問題でした。食べたり飲んだりする機能には問題がなかったので、目の前に食事があれば自分で食べるのですが、冷蔵庫の中からご飯を取りだして食べるということができなかったのです。

このようなケースは、認知症患者などにはよくあることです。どこまで理解できるのかは人それぞれなので、対応の仕方も利用者ごとに工夫をする必要があります。人によっては、メモを書いて「ご飯が冷蔵庫にあるので、出して食べてください」などと注意を促すだけで食べられる人もいます。あるいは、パンやバナナなど本人が食べ慣れたものであれば、食べ物だと認識して一人でも食べられることもあります。のどの痛みなどで飲み込みがうまくできないならば、どのような物ならば飲み込めるのか工夫することで食事が摂れるようになることもあるのです。

ほかにも、姉妹で老老介護をしながら過ごしている利用者がいました。この姉妹のケースでは、80代の妹が100歳近い姉をなんとか介護していましたが、あるとき姉が車椅子生活になってしまい、介護疲れでついに妹の方まで倒れてしまったのです。

この場合、2人とも施設に入所するという選択肢もありましたが、2人にとってそれは望ましくありませんでした。これまでずっと支え合って暮らしていたのに、最後の最後で離ればなれになるのはあまりにつらいことだったからです。2人は要介護度がかなり違うので、同じ施設に入れるとは限りませんでした。そこで、2人で引き続き自宅で過ごすためのサポート体制を整えました。介護保険をフルで使っても、施設に2人で入所する費用と比べれば安価で済みます。そのためさまざまな訪問サービスを使いつつ、定期巡回・随時対応型訪問介護看護サービスで私たちが頻繁に様子を見に行くことで、その後も住み慣れた自宅で姉妹2人、仲良く暮らすことができました。

このように、認知症の度合いに応じた工夫や身体状況をアセスメントしたうえでの療養上の世話のサポートなどは、看護師としての専門性を大きく発揮できる分野だと私は感じています。実際に、頻回な訪問で療養環境を整えることで、長く自宅で過ごせる人は少なくありません。

定期巡回・随時対応型訪問介護看護には連携型と一体型があります。一体型は、同一事業所が訪問介護と訪問看護のサービスを提供するものです。これに対して連携型は、訪問介護を行う事業所と訪問看護を行う事業所が連携してサービスを提供するものです。私の事業所は、一体型になります。

一体型であることにはメリットがあります。利用者の身体状況や医療情報を知ったうえで訪問できるので、医療処置をしている利用者であっても、介護職も安心してケアを提供できるのです。たとえば在宅酸素を導入している人のケアなど、慣れていない介護職は不安を感じることもあると思います。そのようなときに、最初は看護師が一緒に訪問するようにして、介護職が不安を感じることなくケアをできるようにサポートします。

定期巡回・随時対応型訪問介護看護サービスでの訪問は、看護師も介護職も行ける人間が行くような形にしていて、それぞれの職種の視点で見た利用者の状態を密に情報交換しています。生活をサポートする中で、たとえば排便や服薬など看護師がカバーすべき問題に気づいたときは、速やかに連携して看護師が訪問します。

介護職が買い物を工夫して肝臓の数値が改善

私たちはこのように看護師や介護職、リハビリ職種など多職種で地域の高齢者の療養生活を支えています。療養生活を支えるうえでは、栄養や排泄、清潔を保つなど本当に基本的なことがいかに大切かを日々実感しています。

健康な体づくりには食事が重要だといっても、高齢者の一人暮らしで1日3食バランスのいい食事をすることはなかなか難しいことです。そのような場合、複数の職種がそれぞれの得意分野を生かして利用者に関わることによって、生活を大きく整えることができるのです。

たとえばある利用者で、肝臓の検査値があまりよくない人がいました。そのため、まずは食事の栄養バランスを良くしようと多職種チームで話し合い、介護職が買い物をする際にビタミンやミネラルが豊富な食材を中心に買って料理してもらうように意識したのです。そうしてバランスの良い食事を続けていった結果、その利用者は薬を減量できるほどに検査値が改善することができました。

足腰が弱って、自宅での転倒が多くなっている利用者には、看護師やリハビリ職種が転ばないための部屋の動線作りを検討し、介護職の協力も得て部屋の片付けを含む転ばないための居室作りに取り組みました。部屋から危険な物を取り除き、安全に移動できる環境作りを行うだけで、利用者はずっと快適に自宅で生活できるようになったのです。

多職種で見守れば最期まで地域で過ごせる

利用者が生活の質を保つためには排泄も極めて重要なことの一つです。ある利用者は、尿が出ないことを不安に感じ、何度もトイレに行っていました。しかし看護師がよく話を聞いてみると、そもそも水分量が極端に少ないため、出すべき尿が少ないことが分かったのです。そこで、介護職が訪問する際にしっかり水分を補給してもらうようにしたところ、きちんと排尿できるようになって本人の不安が解消されました。

さらに利用者の体調を左右する影響が大きいのが薬の管理です。たとえば血圧や血糖値に問題があり、外来受診をしながら薬でコントロールしている人がいたとします。その場合なかなか数値が改善しなかったら、医師は薬の量が足りていないと判断して薬の量を増やすことになるはずです。しかし、実は自宅を訪問して生活を見ていると、そもそも薬を飲めていないケースが非常に多いのです。

どれほど効き目の良い薬だったとしても、きちんと飲めなければなんの意味もありません。しかし、外来受診だけでは自宅で飲めているかどうかまでは知ることができません。そのようなときに、訪問看護師が医療の視点で患者が正しく薬を飲めているかどうかを確認し、飲めていない場合は訪問介護や定期巡回・随時対応型訪問介護看護サービスなどを活用しながら服薬コントロールをすれば症状が大きく改善することだってあるのです。このように看護師や介護職など多職種で利用者を見守ることで、飲まないことによる薬の過剰な処方もなくなります。薬を正しく飲んで生活環境を整えれば、悪性腫瘍など非常に難しい病気を除けば、多くの高齢者が地域で安心して暮らすことができます。

多職種連携で利用者を支えるときに重要なことは、主語を「利用者」にすることです。「看護師なら○○ができる」「これは介護職でなければならない」など、ケアする側が主語になるのではなく、「この利用者にとってベストなサービスは○○です」というように、利用者を主体にして何がベストかを考えるべきだからです。利用者を中心にして必要なサービスを考えて役割分担を決めていけば、異なる職種同士であっても揉めたりトラブルになったりはしません。

看護師にとっての当たり前は、介護職にとっての当たり前ではない

施設を開設した初めの頃は多職種の連携がうまくいかないこともありました。たとえば、介護職から見たら看護師がひどく恐ろしいと言われることがあったのです。具体的には、介護職が利用者をケアしていて、何かおかしいと思って看護師に報告してくることがあります。そのとき、看護師はごく当然のこととして体温や顔色、脈拍、あるいは爪の色など身体の情報を確認します。これは看護師にとっては、確認すべき当たり前のことです。

ところが看護師にとって当たり前だからといって、同じ感覚で介護職にそうした情報の確認を求めるとトラブルの元になることがあります。介護職は医療職ではありませんから、体温や脈拍を確認することが必ずしも当然の行為ではないからです。そこをきちんと

理解しないまま、当たり前のように確認している前提で聞いてしまうと、介護職からすると自分たちにとって負担が大きい質問をされていると感じることがあります。

利用者や家族には看護師、介護職にどのような役割分担や考え方、視点の違いがあるのか分からないということもあります。何かを相談するにも迷うこともありますので、日頃からスタッフと利用者側、相互の意思疎通が必要になります。

すべての職種に得意分野がある

介護職には医療的な視点がありません。しかし介護職の視点を侮ることはできません。介護職の直感で「何かおかしい」と報告を受けて、私たちが行ってみると実際に利用者の容態が悪化していたことは一度や二度ではないからです。介護職が利用者を深く見つめる観察眼は、ときに看護師をも驚かせることがあります。

週に1回、2回しか訪問しない看護師に比べて、介護職の方が利用者と長く過ごすことが多いので、そのぶん変化にも気づきやすいといえます。ただ、看護師とは見方が違うので、どこがおかしいのかを言葉や数値で説明できないだけなのです。脈拍などを知ることが必要であれば、介護職が脈拍を正しく測ることができるように一緒にトレーニングし、最低限必要な情報をもらえるように工夫すればいいのです。

こうしたことはどちらが優れているという話ではなく、単に専門性が違うだけのことです。もしも多職種同士で理解し合えないとすれば、それは双方に問題があることになります。看護師は専門用語を使わずに、できるだけ多くの人に分かってもらえるように話さなければなりませんし、介護職は疑問があればどんどん質問すればいいのです。それを繰り返すことで、より信頼や連携が深まって、より良いチームケアができると私は考えています。

これは看護師と介護職だけに限らず、すべての職種にいえることです。すべての職種に得意分野がありますから、チームを組むときは互いを認め合い、尊重し合う姿勢が何よりも求められます。

ケアマネであれば、地域にどのような社会資源があるかの情報を誰よりも持っていますし、制度を熟知して決まった予算内でプランを組むのを誰よりも得意としています。看護師は介護保険を始めとして、お金や制度のことをそこまで細かく知っているわけではありませんから、ケアマネは心強い味方になります。

リハビリ職も機能回復に特化した能力を発揮します。看護師も関節の可動域訓練など、最低限のリハビリ知識は持っていますが、やはりリハビリ専門職にはかないません。リハビリ職は、利用者のその日の状態にあわせて訓練を考えます。たとえばトレーニングマシンを使ったデイに行った翌日ならば、まずは筋肉をほぐすところから始めるなど、利用者の体を触って評価して、次のリハビリにつなげていくのはリハビリ職ならではの専門性です。

縦割り行政をかいくぐって事業を展開

訪問看護ステーションから始まり、居宅介護支援事業所、療養通所、こどもデイ、相談支援、定期巡回・随時対応サービスなどさまざまな事業を展開してきました。そのどれもが、地域で困っている人の声を直接聞く中で生まれてきた事業ばかりです。

実際の生活の中では、医療や介護、福祉などは切り離せないものですが、どうしても行政の縦割り行政の中では柔軟に利用者を支えることができないことがあります。そのため、行政の仕組みを横断して地域住民に必要なサービスを届けるために、多くの事業を展開せざるを得なかったともいえます。

たとえば介護保険にしても訪問看護、訪問リハビリ、訪問介護なども、どちらも「居宅における」サービスなので、基本的には自宅を一歩出るとそこからは支えることができません。リハビリをしていて徐々に回復し、今度は外に出てみようと思ったとします。しかし、介護保険上では居宅外のサービスは認められていないので、外の道を歩くリハビリは原則として行うことはできないのです。同様に、介護職が外出介助として外来受診に同行することはできますが、訪問看護師は外来受診に同行できません。

こうした制度の縛りについては、医師の指示書があれば屋外でのリハビリも可能になるなど少しずつ緩和している面もあるとはいえます。しかし、基本的に医療や介護、福祉には縦割り行政と複雑な制度がつきものです。私たちの事業は、こうした複雑な制度をかいくぐるようにして、できることを一つずつ模索してきた結果として今の形になったのです。

株式会社ですから、本来ならばマーケティングの観点から市場調査をしたり、経営的に採算が取れるかを検討したりするなどして事業を展開していくべきなのかもしれません。しかし私の場合は、そのような事業展開はしてきませんでした。経営面で安定することももちろん重要ですが、同じくらい地域の困りごとを一つでも多く解決することが重要だと考えるからです。看護やリハビリ、介護、保育など私たちの持つ専門性を生かすことで地域に還元できれば、それが私たちにとっては何よりも重要で、やりがいを感じられることなのです。

障がいを持つ壮年期の大人を受け入れる施設がない

私は多くの事業を展開してきましたが、それでもまだ十分ではありません。今、必要性を強く感じているのは障がいを持つ壮年期の大人に対するケアです。もともと療養通所によって、障がいがあったり医療依存度の高い高齢者を受け入れたりする環境はありました。そこにこどもデイを併設することで、18歳以下の子どもを受け入れることもできるようになったわけです。

しかし、これだけでは不十分です。その間の年齢層、19歳以上40歳未満の障がいを持つ人を受け入れることができないからです。障がいを負って仕事ができなくなり、毎日療養している成人は少なくありません。たとえば交通事故に遭って、当初は急性期の医療を受けて回復したとします。そしてしばらくはリハビリ病院などでリハビリをしたとしても、最終的には自宅へ戻ってくることになるのです。そうした人の受け皿になる施設が、決して十分とはいえません。

障がいの度合いがひどくなければ、作業所や就労施設などに通うこともできます。しかし、障がいの度合いが重くて作業所などに通うことができない場合、そのような人が安心して通える施設は多くないのです。

このサービスの空白ともいえる部分を埋めるための取り組みをしたいと今、私は強く考えています。そうでなければ、20代、30代で障がいを負った人の行き場がなくなってしまい、家族の負担も大きなものになってしまうからです。医療や福祉、介護は行政がそれぞれ縦割りで、すべての年齢を受け入れるためには申請なども煩雑ですが、ぜひともこの年齢層を支える取り組みをしたいと考えています。これによって子どもから大人、高齢者まで全年齢層を切れ目なく支えることができるようになるからです。

より多くの人を支えるために、一時期は看護小規模多機能型居宅介護（看多機）を作ろうと考えたこともありました。看多機とは、医療依存度の高い人や自宅での看取りを望む人などに、住み慣れた自宅での療養を支える介護保険サービスです。主治医との連携のもと、医療処置も含めた多様なサービス（訪問看護、訪問介護、通い、泊まり）を24時間365日提供します。

しかし、看多機にしてしまうと介護保険サービスなので、19歳以上40歳未満の年齢層を支えることができません。そこで、今では看多機ではなく療養通所、こどもデイに壮年期の利用者も受け入れられるよう申請するなど、違う形ですべての年齢層をケアできるようにしたいと考えています。

高齢者が地域とつながりを持ちながら幸せに暮らしていくためには、医療、看護、介護、福祉などあらゆる社会資源を総動員していくことが必要です。そこには民生委員なども含めて、本当にありとあらゆる社会資源を活用することが必要なのだと考えています。そうして皆で地域の理解を得るように努力しなければ、高齢者が安心して最期まで地域で過ごすことは困難です。

最期まで自宅で過ごすには地域の理解も欠かせない

あるとき私たちが定期巡回・随時対応型訪問介護看護サービスで関わっている利用者について、地域住民からひどく叱責されたことがありました。その利用者は認知症で、地域でたびたび徘徊するような状態でした。そして真冬に薄着で歩いているところを近隣の住民に通報されるようなことが何度も起こっていたのです。そのため私の事業所のスタッフが定期巡回で訪れた際に、地域住民から、危険な生活をしている人をいつまでも家に置いておくなど、いったいどういうつもりだと責められることがありました。

これは非常に寂しい話です。たしかに通報などトラブルは何度もありましたが、認知症という病気のせいで、悪意があるものや犯罪性のあるものではありません。本人は家族がいなかったので、ただ最後まで住み慣れた地域で過ごしたいという希望を持っていただけなのです。しかし、地域住民の理解が得られなければ、そのような小さな願いすら叶えることが難しくなってしまいます。

私は、一つの事業所が解決できる問題ではないと考えました。そこで地域包括支援センターに連絡して、地域包括支援センターとして地域住民に話してほしいと伝えたのです。最終的にこの利用者のケースでは、地域住民に理解してもらうことができ、その後も徘徊などありましたが最期まで自宅で看取ることができました。

このケースでは、私たちが地域を巻き込むことができずにケアをしていたことが落ち度だったと今では分かります。たとえどれほど一生懸命利用者をケアしても、そこに地域の人が関わっていなければ、利用者が最期まで地域で暮らすことは困難になってしまうからです。やはり最期まで自宅で過ごすには、本人の意思はもちろんのこと、地域の理解も欠かせないのです。

孤独死は大家や近隣住民に迷惑がかかる

地域との関わりはさまざまですが、高齢者が孤独死などすれば、大家に大きな迷惑がかかるため、大家などの理解も必要です。これは私も最初は知らないことでしたが、たとえば生活保護を受けている人が病院で亡くなった場合は、入院中に行政の生活保護の担当者が自宅の荷物を処分できるということでした。

しかし、自宅で一人で息を引き取った人が残した荷物の引き取り手がない場合、すべて大家の負担で処分しなければなりません。このような制度を知らなければ、ただ単に大家のことを冷たい人間だと非難してしまったかもしれません。実際に大家がどれほど被害を受けるかを知るにつれて、やはり直接迷惑をかける人に対しては事前に説明をして理解を得ることが欠かせないと感じるようになりました。

早い段階から訪問診療につなげたり後見人をつけたりして、亡くなったあとに事故死になるなど大家に迷惑がかからないように準備も進めておくことも必要です。訪問介護や訪問看護は入っていても、訪問診療が入っていない利用者だと亡くなったあとにすぐに死亡診断書を書いてくれる主治医がおらず、事件性がないかを警察が調べます。警察が調べるとなると近隣住民にも迷惑がかかってしまいますから、そうならないように訪問診療につなげておくことが重要なのです。

頼れる親族がいないケースでは、早めに後見人をつけることも考えなければなりません。後見人をつけるのは手続きが大変なこともあり、本人に話しても「まだ自分は大丈夫」と言われることが多いです。しかし突然倒れたり、認知症が進行したりするなど、自分で身の回りのことができなくなったときに家族も後見人もいないとさまざまな手続きができなくなってしまいます。

本来ならば、これは訪問看護師の範疇ではありません。しかし看護師は、病変予測といってその人の状態が今後どのように変化するか、ある程度見通しが立てられます。看護師が病変予測によって見通しをすることと、本人やケアマネジャーの見通しとは温度差があることがあり、それについてはしっかり説明をして後手にならない対策も必要です。

コンビニは高齢者のセーフティネットになり得る

地域を巻き込む方法は、ほかにもたくさんあります。その一つが、たとえばコンビニです。実は認知症の高齢者は、症状がかなり進行してもコンビニには買い物に行けるケースが少なくありません。コンビニは地域にもよりますが24時間営業していて夜でも明るく、たいていの場合、店内は段差もなくバリアフリーです。そのため、認知機能が低下した高齢者でも買い物がしやすいのです。

ところが、コンビニまでは出かけ、買いたい物を選んだりすることはできても、レジでうまく会計ができなかったり、そもそもお金を払うことを忘れて帰ってきてしまったりする人もいます。すると、コンビニからすれば窃盗ということになって、家族へクレームが入ることも珍しくありません。あるいはお金を払わないで物をもっていくだけではなく、認知症の高齢者などの場合、失禁して汚れた衣服で店内を歩いて、臭いなどで迷惑をかけることもあります。

こうしたことは、認知症という病気に対する少しの理解があれば、病気のせいだと分かるはずです。しかし、夜にアルバイトの店員だけの場合など、認知症患者とは思わずに単に窃盗などの犯罪や迷惑行為と勘違いされてしまうこともあるのです。

昨今、高齢者をターゲットにしたオレオレ詐欺などをコンビニの店員が見抜いて通報し、犯罪を防いだという報道を耳にします。それほど、コンビニは高齢者にとっても足を踏み入れやすい場所なのだと思います。だからこそ、ぜひともコンビニでも認知症に対する理解を深めてほしいものです。たとえばレジでお金を払わないで帰ろうとしたら、怒鳴るのではなく、もしかして認知症かもしれないと少し考えてみてくれるだけでも違います。そのような視点で見ることによって、救われる高齢者や認知症患者は決して少なくないはずです。

交番や公共交通機関などを巻き込んで高齢者を見守る

地域を巻き込むのは交番や公共交通機関なども同様です。認知症の高齢者は、コンビニだけではなく交番に立ち寄ることもよくあります。その際に、交番のお巡りさんが利用者を自宅に連れ帰ってくれることもよくあることです。

私たちは利用者宅にノートを置いて、そこに訪問した看護師や介護職などがそれぞれ気づいたことをメモするようにしています。そのノートを見ると、ときおり徘徊した利用者を自宅まで連れ帰ってくれた交番のお巡りさんのメモが残っていることがあります。ノートには何月何日にどこを徘徊中、保護して連れ帰ったなどが書いてあり、非常にありがたく、頼もしいと感じます。私たち医療職や介護職が看ている以外の場所でも、地域のさまざまな人が利用者を見守ってくれていると感じるからです。

公共交通機関でも、認知症患者と遭遇することはよくあります。これは私の事業所の職員が遭遇したケースですが、バスに乗ろうとしたところ、バスの運転手と乗客が激しく言い争っているのを目撃しました。どうしたのかと思って見てみると、どうも無賃乗車をしようとした客を運転手がとがめているようでした。

ところがさらによく見ると、無賃乗車でとがめられていた乗客には見覚えがあったのです。その乗客は、以前訪問看護で関わったことがある人で、認知症のショートステイ利用者でした。そこで運転手に事情を話し、すぐに施設に連絡すると、ちょっと目を離したすきに施設から抜け出して捜索しているところだと分かりました。

このときは、たまたま顔を知っていた私のところの職員が見つけたため、大事にはなりませんでした。しかし、こうしたことは今後も増えると予想されます。バスや電車などの公共交通機関、あるいは多くの人が集まる駅のホームなどで、認知症の高齢者が迷い込んでトラブルになることを防ぐためには「もしかしたら認知症かもしれない」というちょっとした意識が大切です。

このように考えると、高齢になっても認知症になっても地域とつながりながら安心して過ごすためには、医療や看護、介護、福祉、そして何よりも地域全体で高齢者を見守る視点が重要なのです。

［第5章］

地域住民の生活を看守り、命を看つめる職種や事業所の垣根を越え地域全体で患者・利用者を支え合う未来へ

病気になる前の人にアプローチするための「よろず相談所」構想

看護師だけではなく多職種で地域の高齢者や障がいのある人を支えたいと考えて、私は会社を設立し、設立以降、訪問看護ステーションや療養通所、こどもデイなど多くの事業を展開してきました。これに加えて障がいのある人を受け入れる体制を整えれば、全年齢の障がいのある人や医療的ケアが必要な人を支える体制ができることになります。

では、障がいのある人を受け入れられるようにすればそれで完璧かといえば、もちろんそうではありません。私の目標は、もっと幅広く、まだ病気になっていない人や現役世代、あるいは子育て中の人なども対象に、地域住民全員の健康を底上げすることだからです。そのように考えたとき、まだまだ現状の取り組みだけでは不十分です。

どうすれば病気になっていない人の健康増進や疾病予防に取り組めるかというと、一つのアイディアとして私は地域住民に広く開かれたよろず相談所やサロンのような場所を作りたいと考えています。地域の人が集まれる場所を作り、そこでさまざまなイベントを開催してみたいのです。

よろず相談所でも地域住民向けのサロンでも、どのような名称でも構いません。ただ、集まれる場所やイベントを通して地域住民がゆるやかにつながり、健康作りについて考えるきっかけの場所です。できるだけ多くの人に支援を届けるためには、敷居を可能な限り低くして、身近な存在であることが重要です。そのためにはサロンなどのような形で、気軽に立ち寄ってもらえる場所にすることが大切なのです。

私の事業所の職員、あるいは志をともにする仲間の中には多くの専門職がいます。看護師、保健師、介護職、リハビリ専門職、ケアマネ、保育士、心理士などさまざまな専門職が集まることで、できることは無限に広がります。

認知症カフェもその一つです。誰もが居場所を探しているようで、安定した居場所・時間を求めています。認知症を医学的に理解し、関係者は認知症に対するケアを習得しながら利用者は安定し、認知症でも地域でも暮らしていける場作りをしたいと考えています。

また子育て中の父親や母親に対しては、経験のある保育士が相談に乗ることもできます。地域とつながりがなく、孤独に育児をしている親やいわゆるワンオペで育児をしている親、あるいは障がい児の育児をしていたり、多胎児だったりなど、がんばって育児をしている親たちのサポートにもなればいいと思っています。行政などに相談に行くほどではなくても、ちょっとした悩みや疑問、困りごとを気軽に相談できる場所があるだけで、助かる人はたくさんいるからです。

リハビリ専門職からは、気軽な健康チェック・体操・介護予防体操、もしくは単にリフレッシュするためのストレッチなどを教えることもできます。高齢者向けのものから現役世代まで、幅広い人を対象にプロがストレッチなどを教えることは意味があります。必要ならば、保育士と協力して託児付きの体操教室を開いてもいいかもしれません。そして、教室の最後には希望者の健康相談に乗ることもできます。

私たちの仲間だけではなく、地域のまったく異なる職種とコラボレーションもしてみたいです。地域の人たちと話していると、資産の管理や老後のお金のことを心配している人がとても多いように感じるからです。そこは私たちの専門分野ではないので、たとえば銀行の人やファイナンシャルプランナーなど、お金の専門家に来てもらって老後のお金の不安を解消する機会を作るのもいいはずです。

あるいは、医療や介護に関する専門家は多彩な趣味を持っています。仲間の一人には茶道の免許を持っている人もいますし、アロマセラピーの資格を持っている人もいます。専門知識を生かした活動だけではなく、趣味や特技を生かした活動もできます。私はお琴が好きだったように皆、看護師や介護職などの仕事をしながら多いときには特定の目的を持ったイベントだけではなく、私が趣味の琴を演奏したりお茶をたてたりなど、癒やしの場所にします。そのような趣味や特技を生かした活動も、地域住民の交流を深めるのには役立つはずです。

こうした活動は、仕事以外の時間を使うのでもいいですし、勤務時間中にそうした地域活動のための時間を設けるのでも構いません。地域で関心のある人に集まってもらい、お茶やアロマ、音楽などをきっかけにして健康予防や医療、介護へ関心を持ってもらうようになればこれほど素晴らしいことはありません。今後地域包括支援センターと連携してイベントなどを開催することがあるかもしれませんが、自由な発想の中で企画することで、また違ったアプローチができるのではないかとわくわくしています。

関係者が集まって情報交換する場にも

活動の対象者は、地域住民だけではありません。医療や介護、福祉など業界の関係者が集まって、勉強会をしたり情報交換をしたり、あるいは考えていることを話し合ったりするような場所も有意義です。大規模な訪問看護ステーションなどであれば、事業所内で十分な情報交換をすることもできます。しかし、訪問看護ステーションにしても居宅支援事業所にしても、大小さまざまな規模のものがあります。そうした事業所の中には、訪問看護の経験がなく在宅の場に飛び込んで来た人も珍しくはありません。

そのような人たちが集まることで、勉強会や情報交換など学びの場を作ることができればいいと考えています。私たち自身、訪問看護を始めたばかりの頃は戸惑うことだらけでした。正しいやり方が分からずに右往左往することもしばしばありましたし、うまくいかずにストレスを抱えることもしょっちゅうだったのです。

だからこそ私は、幅広く在宅医療に関わる人たちが集まって、疑問点を質問したり悩みを話し合ったりする場所を作りたいと願っています。事業所や職種の垣根を越えて、地域住民を支えたいという思いを同じくする人たちが集まることで、結果として地域全体の健康や生活の質が底上げされると考えるからです。

このように考えていくと、やはり看多機のような特定の制度の枠組みに沿った活動ではない方がいいようにも感じています。介護保険や医療保険、福祉サービスなどの枠組みの中で活動をすると、どうしてもルールに縛られて思うように地域を支えられないことがあるからです。看多機にしても政府は今後さらに推進していく方針のようですし、機能としては素晴らしいものだとも思います。しかし介護保険の枠組みの中のものですし、そこに登録している人にしかサービスを届けることができないというデメリットもあるのです。

そうではなく、私はもっと幅広い人を対象に活動し、地域を元気にしていきたいと考えています。高齢者も認知症患者も、障がいがあっても子育て中や介護中でも、どのような人でも何かしらその人にしかできない役割があるはずです。その役割を引き出して大切にして、地域の人皆が自分らしく生きられる手伝いをしたいと今は強く考えています。

そうしたサロンでは、教育的な機能を持たせることもできると思います。教育というと堅苦しいですが、もっと気軽に、私たちの知識を地域へ還元するような場所を想定しています。たとえば家族を介護中の人に向けて、楽に移動を支える方法を教えたり、食事を食べやすくする方法を教えたりできるかもしれません。そうしたことで家族の負担を少しでも軽減できれば、住み慣れた地域で過ごせる人が増えることだって期待できるのです。

地域住民への教育や普及活動に加えて、若手の看護師や学生に対する教育もできることの一つです。私は聖路加看護大学（現聖路加国際大学）認定看護師教育課程訪問看護コースを第1期生として修了し認定看護師認定を取得しました。認定を取得して以降、毎年中断することなくずっと研修生を受け入れて、未来の看護師に対して訪問看護の魅力を伝えてきています。今後は、そうしたことにももっと力を入れていきたいと考えています。

訪問看護師は在宅医療を支える中核的存在となる職種です。しかし、現状ではあまりに人数が少なすぎて十分に役割を果たすことができません。こうした課題を解決するために、私たちは私たちなりに訪問看護の魅力を伝えたり、疑問を解決したりすることで、1人でも多くの看護師が地域で活躍できるように支えたいと願っています。

学生や若手の看護師を育成するにあたっては、私がこれまで経験してきたことがきっと役に立つはずだと感じます。私自身、今は管理者などの立場を少しずつ他の人へ譲っている時期で、今後ますます訪問看護ステーションの管理者とは違う立場で地域と関わることができるようになります。これまでとは違う立場を活用して、改めて地域の中で自分が果たすべき役割について考えたいと思っています。

より良い医療を提供するためにできることは何か、看護師あるいは訪問看護の仕事とはどのようなものか、多職種で地域を支えるためにはどうすれば良いか、こうしたさまざまなテーマについて、事業所や職種を超えて地域住民とともに考えていきたいと思っています。

こうした活動の目的は、困った人を皆で支える地域作りにつなげたいからです。皆が健康で安心して地域で暮らすために、できることはまだまだあります。そして何より、一緒にやってくれる仲間たちが私にはいます。私の事業所の職員はとても意欲的な人が多く、もっといろいろなことをやろうと日々アイディアを出し合っています。私にとってはこれが何よりも大きな力になり、励みになるのです。あまりハードルを上げたり、難しく考えたりする必要はありません。ただ「ここがあってよかった」と地域の人に思ってもらえるような場所作りができればいいと願っています。

こうした地道な活動を続けていくことが、これからの女性の社会参加や子育て社会の変革に及ぼす影響は決して少なくありません。いまだに介護は女性の仕事だと思い込んでいる男性たちの旧態依然とした意識が根強く、また経済的にも介護事業に関する国の予算が取れないという現状があります。その中で介護を支えていくためには、子どもから高齢者まで幅広い層が地域ぐるみで取り組むことが大切です。そしてこれを足掛かりとして、社会全体が介護という課題に取り組んでいく必要があるのです。

また学校教育においても、年を取ることや介護についてなど、小学校のカリキュラムとして取り入れていくべきだと思います。二世代、三世代が同居するかつての大家族の時代には、子どもたちが身近に高齢者と触れあい、またその死を看取るという環境がありました。しかし核家族化によってそれが失われた現代では、意識的に教育という機会を活用するしかなくなりました。

介護を学ぶことで人に対する優しさと互いに支え合うことを学び、年を取ることと死を意識することで命の大切さを学ぶことは、子どもたちの人間形成においても非常に大切なことだと思います。

たとえ小さなことでも、積み重ねていくことでやがて必ず大きな力となっていきます。私たちの活動がきっかけとなり、介護という課題の解決が社会全体の取り組みにまで拡大していくことを願っています。

私たちにしかできない事業に注力する

今後の事業展開については、今までのように地域の困りごとに一つひとつ対応できるような事業所でありたいと考えています。もともと行政の訪問看護からスタートした私の中には、公益性を重視して公平にサービスを届けたいという思いが根底にあります。このように考えていくと、私たち自身が何かやりたいと思ったり事業を拡大したいと思ったりするよりは、地域の声に応えて事業の方向性を考えていく方が性分に合っているように感じています。

他の事業所でもできるようなことは、他の事業所に任せればいいのです。私たちは、私たちにしかできない事業に注力していく方が、限られた医療・介護資源をより効果的に地域へ還元できると信じています。

その意味では、とくに小児に関して療養通所での受け入れを増やしていきたいと考えています。医療的ケアが必要な小児を受け入れられる施設は限られていて、どこでもできることではないからです。医療的ケア児が増えている現状などを考えると地域ニーズの高い分野であり、やはり地域に最低でも1カ所か2カ所はこうした施設が必要になるはずです。

もう少し人手を確保できるようになったら、保険外の自費サービスにも取り組みたいと思っています。介護保険の枠内に限ってしまうと、利用者が望むサービスを提供することができないことがあるからです。たとえば要介護になっても美味しいレストランに行きたいと思ったり、旅行を楽しみたいと思ったりする人はいるはずです。あるいは足腰が不自由になったり車椅子だったりしても、思い出の場所にもう一度行きたいと思う人もいるかもしれません。そのような人が残りの人生を楽しむために、自費サービスとして手助けできることはたくさんあります。

もしかしたら自費サービスは贅沢だと感じる人もいるかもしれません。しかし、私は決してそうは思いません。なぜなら多くの高齢者を見てきて、最後までお金を貯め込んで「いったいいつ使うのだろう?」と思う人も少なくなかったからです。そのような人に対しては、最後くらい望みを叶えるために、無理のない範囲で蓄えを使ってもいいのではないかと考えています。そして、そのような望みを柔軟に叶えるためには自費サービスが適しているのです。

身寄りのない単身高齢者の住宅問題は深刻

やりたいこと、やらなければならないと考えていることはさらにあります。ほかにも地域のために必要だと思っていることは、住宅の問題です。訪問看護で地域を回っているうちに、一人暮らしの高齢者が安心して過ごすための住居が不足している問題を痛感していました。高齢者が住み慣れた地域で過ごしたいと思っても、孤独死リスクなどを恐れる大家が独居高齢者の入居を受け入れようとしないケースをたびたび見てきたのです。

高齢者の中には、どうしても集団生活になじまずに1人で暮らしたいと願う人もいます。あるいは費用の面で施設に入ることができなかったり、公的施設に入るまでに長い待機期間が必要だったりなど、さまざまな事情によって自宅で暮らし続ける人がいます。こうした人たちが困っている様子も知る一方で、高齢者が孤独死した場合のリスクを一身に負わなければならない大家の不安も分かります。

訪問看護で地域を回る中で、大家のリスクを軽減して高齢者が地域で暮らし続けられるように、訪問診療につなげたり早めに後見人の必要性をケアマネに伝えたりなど、多くの取り組みをしてきました。しかし、それでもまだ地域で高齢者が住み続けるにはハードルが残ります。

それならば、私自身が高齢者向けの住宅を運営するのもいいのかもしれません。これはどのような形がベストか、まだはっきりとは分かりません。私たち自身がアパートを持つことができれば、そこに身寄りのない高齢者を入居させることもできます。

あるいは、単にアパートというよりはサービス付き高齢者向け住宅などを運営するという方法もあるはずです。もしくは大家と入居者の間に私たちが入って、きちんと後見人をつけるほか、万が一のときは事故死にならないように私たちが看取りまで責任を持つようなこともいいと思います。いずれにしてもできるだけ間口を広げて、地域で過ごしたくてもそれが叶わない人を一人でも減らしていきたいと切実に願っています。

今、身寄りのない単身高齢者をどのように支えるかは非常に深刻な問題です。施設入所にしても、場合によってはショートステイであっても後見人や身元引受人などがいない場合、受け入れ先が見つからないことがあるからです。結婚していても多くの場合、女性の方が長生きなので、夫が亡くなったあとにまったく頼れる身内がいなかったり生活が立ちゆかなくなったりする人もいます。また、子どもがいなかったりきょうだいなども高齢だったりなどで、身元引受人がいない人は今や珍しくありません。そしてこうした人は、今後もますます増えることが予想されます。

時が止まったような廃墟で暮らす独居高齢者

自宅がある人であっても、高齢になると本当に片付けができなくなって生活が乱れていく人も少なくありません。私は地域で、荒れ放題になった自宅で暮らす高齢者に何人も出会ってきました。

たとえばある利用者は、自宅で転んで何度も救急車で運ばれては、そのたびに点滴や輸血で回復して自宅へ戻って1人で生活していました。あるとき、転倒したあとにまったく動けなくなってしまったことや、服薬もきちんとできなくなっていったことから訪問看護が入るようになったのです。

ところがその利用者宅を訪問して私は非常に驚きました。まるで何年も時が止まったかのような家の中だったからです。冷蔵庫には物がパンパンに詰まっていましたが、ほとんどが腐っていました。よく見るとまったく冷えておらず、随分前に壊れたまま放置されているようでした。

洗濯機はあったものの古めかしい二層式で、ホースは使えなかったので毎回バケツで水を汲んで洗濯機に入れなければなりません。また、料理を作り置きしたとしても、電子レンジがなかったので温めることもできませんでした。

近くにコンビニがあったので、おそらく毎食コンビニで買ってきて食べていたのだと思います。部屋中にコンビニ弁当などの空き容器が散乱しています。とくに臭いは強烈で、その利用者宅に訪問したあとは全身着替えなければならないほど大変な状況だったのです。

利用者が寝ていた部屋の隣には、きれいな女性の写真が1枚飾ってありました。おそらく母親か妻の写真なのだと思います。もしかしたらその写真の女性が亡くなってから、その利用者の時間は止まってしまったのかもしれません。

実は、高齢者のみの世帯でこのようなゴミ屋敷になってしまうことは決して珍しくありません。単身ではなく夫婦世帯などでも同様で、夫婦両方とも認知症などになってしまった場合、家中に使わない物があふれて訪問看護師やヘルパーが入ることも難しいような家もあります。

では、ゴミ屋敷になってしまった場合にどうすればいいかというと、これは介護保険ではカバーすることができないのです。介護保険では日常的な掃除や洗濯はできるものの、大掃除などは対象外だからです。この場合、家族が掃除をするかお金を払って専門業者を雇って掃除をするかなどしなければ、ゴミ屋敷をきれいにする方法はありません。高齢者が地域で療養するにあたっては、環境整備が非常に重要です。一方で、最も重要な環境をどうしても整えることができない利用者がいるのも事実なのです。

今は空き家問題など、人が住まなくなった廃屋を誰の責任で処分すべきかなどが問題になることがあります。しかし、人が住まなくなった家だけではなく、現在住んでいる家でもこうした問題が起きています。外から見たら問題がない普通の家のように見えたとしても、一歩足を踏み入れたら廃墟同然になっている家は珍しくありません。しかも、そこで今も生活している人がいるのが現実です。こうしたことについては、ぜひとも多くの人に知ってほしいと思います。

制度の狭間で苦しむ人を救いたい

介護保険制度や障害者自立支援法などさまざまな制度・法律ができて、少しずつ支援が必要な人を社会全体で支えようとする取り組みが進んできました。しかし、どれほど制度を整えても、どうしても制度の狭間で苦しむ人が生まれてしまいます。どのような支援制度の対象にもなることができず、人知れず苦しんでいる人をどうすれば救えるのかは、私たちが考えなければならない大きな課題です。

行政の支援は基本的に、支援がほしいと手を挙げた人や申し出た人が対象になります。反対にいえば、自ら困っていると声を上げることができない人は、支援の対象にすらならないこともあるのです。かつては、民生委員などが地域で困っている人をすくい上げる役割を果たしていました。

しかし今は民生委員も高齢化や人手不足が進んだり、昼間は働きながら兼業で引き受けたりするなど、民生委員のあり方が大きく変わってきています。その場合、声を上げることもできずに地域で苦しんでいる人に誰が気づいてあげられるのか、これは大きな問題といえます。支援にたどり着いた人はいくらでも救いようはありますが、そこまでたどり着かない人が問題なのです。私たちはできるだけ地域の声なき声を拾い、支援が届いていない人にも手を差し伸べたいと努力していますが、個人情報の壁などもあって思うようにはいきませんが、この努力を止めてはならないと感じています。

地域で困っている人たちすべてを私たちだけで救うことなど、とてもではありませんが不可能です。ですから私は困りごとを抱えている人に対しては「とにかく声を上げてください」「行政に対して困っていることを伝えてください」と言っています。行政は地域住民のために仕事をしているので、声が届けば対応をしてくれます。しかし、困っていると伝えない人に対して「あなたは困っていませんか?」と聞きに来ることは基本的にはないのです。だからこそまずは困っている人は、困っていることを周囲や行政へ伝えていくことが重要だと考えています。「待ちの姿勢」で解決することなど何もないからです。

多くの利用者・患者と触れあう中で、たまたま行政の担当者が良かったからとか、たまたま良い医師と巡り会えたから、あるいはたまたま看護師が親身になってくれたから救われたなどの話を聞くたびに、私はそれは何か違うのではないかと感じてきました。もちろん、良い医師や看護師、行政の担当者と巡り会うのは幸運なことです。しかし、たまたま良い人に巡り会って救われたのだとしたら、反対に巡り会わなかった人は救われていないことになってしまいます。

そうではなく、どのような人も当たり前に、平均的に救われるような社会であるべきだと私は考えています。現実には、非常にラッキーなことが続いて良い状態になれた人もいれば、うまく支援や医療につながることができずにつらい思いをしている人もいるわけです。私はそれを個人の問題で片付けてはならないと考えています。どの人も平等に救われる社会であってほしいと願うからです。

では、どうすればそのような社会が実現できるかといえば、もちろん簡単に実現できるものだとは思えません。それでも、一人ひとりの努力や私たちのような専門職の努力、地域全体の努力が重なれば、いつかはそのような社会が実現できると私は信じています。

個人でいえば、まずは自分のことを自分で考える、病気になったときのことや老いて体が思うように動かなくなったときのことを、一人ひとりが自分で考えておくことが必要です。自分で考えておかなければ、自分の望む最期を迎え自分らしく生ききることは不可能だからです。そして自分自身で考えたうえで、頼るべき部分はしっかり周囲を頼ってもいいと思っています。

また、医師や看護師、ケアマネ、介護職などの専門職について、より良いケアを提供しようとしたら何をおいても研修が重要という風潮がありますが、そこにも疑問を感じています。もちろん研修を受けて、知識や技術を磨くことは重要です。しかし、それだけでケアの質が上がるかといえば、残念ながらそうとはいえないのです。いくら知識や技術を磨いても、利用者不在のところで勝手にケアプランが進んでいっては意味がないからです。

このように考えていくと、やはり第一に来るのは人であり、利用者です。根本的なところで人に関心を持ち、興味を持つことが大切なのです。これは医療者や介護職が利用者に対して関心を持つだけでなく、地域住民が近隣の人に関心を持つことも同じだと思います。

さらにはもっと広く社会全体が、関わるすべての人々を見つめ、その人たちの声に耳を傾け、そして改善のために行動していくことが最も大切だと考えます。個人情報保護の風潮や核家族化の進行など、社会の構造変化が家族機能の衰退をもたらしている今日だからこそ、介護を通じて命の尊さ、個の大切さを伝えていきたいと思います。

人に興味を持ち、関心を持ち、その先にある支援を考える――この連続が、やがては地域住民の生活を守り、命を見守ることにつながると私は信じています。

ケアとケアリングの2つを両輪とする

私自身が地域で数え切れないほど多くの患者や利用者を看てきた経験から、今改めて思うことは、私自身が実践してきたことは身体的な看護を提供する「ケア」だけではなく、ケアを通して私自身が成長する「ケアリング」だったのだということです。ケアとケアリングの違いについては、看護の世界ではさまざまに議論され、ケアとケアリングをどのように定義づけるべきか、さまざまな人が提唱しています。しかし、一般的に考えられているところでは、ケアは身体的な世話を指すとされるのに対して、ケアリングは患者や利用者との双方向の関わり合いや、患者の尊厳を守り大切にしようとする看護師の理念や態度そのものを指すという考え方があります。あるいは患者の尊厳を守ろうとする配慮が看護師の行動を通して患者に伝わり、それが結果として患者の癒やしや内省を促すこと、健康状態の改善などにつながることを指しているとも考えられています。また、患者の目的達成を目指す中で、看護師自身の成長も達成されるともいわれているのです。

これらの考えをまとめてごくシンプルにいえば、ケアは看護師から患者・利用者への一方的な行動であるのに対して、ケアリングは看護師と患者・利用者と双方向の関係の中で、看護師自身がケアされたり成長したりするという考え方なのだと私は理解しています。つまり、看護師がケアを行うことで、まるで輪のようにその行為が看護師自身にも返ってくるという考え方が、ケアリングだともいえるのです。

看護師に必要なことは、ケアであり、同時にケアリングであるともいえます。誰かを癒やそうとしたら肉体的な看護に加えて、精神面での配慮や思いやりも欠かせません。そうして相手への配慮や思いやりは一方通行ということは少なく、多くの場合看護師自身も患者や利用者から影響を受けるのが自然だからです。

私自身、看護師としてまだまだ未熟だと感じていますが、それでも患者や利用者から多くのことを学び、看護を通して成長させてもらってきました。これまで多くの患者や利用者の人生の最期を支えてきましたが、多くの命に寄り添うことは、同時に私自身の人生を見直すきっかけにもなりました。患者・利用者自身が自分の最期を決めることの重要性、それを支えるための理想の看護や介護のあり方などは、すべて患者や利用者が教えてくれたことばかりです。

その人たちとの関わりを通じて実感したのは、「人の命、生きざまには何一つ無駄なものはない」ということです。１００人いれば１００通りの人生があり、そこから教えられることは何にも代え難い財産となっています。たかが人、されど人、人の命に真正面から向き合えるということこそが、訪問看護の魅力だと私は思っています。

私は向き合ってきた患者や利用者などすべての人が、かけがえのない存在だと信じています。だからこそ彼らから学んだことを生かして、それを地域へ還元していきたいとも思っています。１人でも多くの患者や利用者が幸せに生きるためには、ケアだけでもケアリングだけでも不十分です。だからこそ私はケアとケアリングの２つを両輪として、これからも地域の人たちを看守り続けたいと願っているのです。

おわりに

私が医師会を飛び出して、悠の木株式会社を立ち上げてから、気づけば15年が経ちました。看護師だけではなく、多職種で力をあわせてチームで地域の利用者を見守りたいという一心で会社を作り、それ以降、ただひたすらに目標のために歩み続けてきました。

社名である「悠の木」は、地域の人たちが心から安らかに、ゆったりと過ごすことができるようにという思いと、地域を支える私たち自身も樹木のように大地に根を張り育っていけるようにという思いを込めてつけました。右も左も分からない中で会社を作り、自分なりに一歩ずつ歩を進めてきましたが、今では信頼できる仲間たちと利用者に支えられて地域にどっしりと根を張ることができたように感じています。

看護師になってから数えれば、四十数年の時間が経ちました。その間には嬉しいこともあれば、つらいこともありました。つらいときや大変な思いをしていたときに、私自身の支えになった大切な言葉があります。それは、日本看護協会創立50周年記念式典で聞いた、当時の皇后、美智子様の言葉です。ここにその言葉を引用したいと思います。

心身に痛みや傷を持つ人々、老齢により弱まった人々が、自分が置かれている状態を受け入れ、それを乗り越え、又は苦痛と共に一生を生き切ろうとするとき、医師の持つ優れた診断や医療技術と共に、患者に寄り添い、患者の中に潜む生きようとする力を引き出す看護者の力が、これまでどれだけ多くの人を支え、助けてきたことでしょう。

看護の歴史は、こうした命への愛をはぐくみつつ、一人ひとりの看護者が、苦しむ他者に寄り添うべく、人知れず、自らの技術と、感性とを、磨き続けた歴史であったのではないかと考えております。

時としては、医療がそのすべての効力を失った後も患者と共にあり、患者の生きる日々の体験を、意味あらしめる助けをする程の、重い使命を持つ仕事が看護職であり、当事者の強い自覚が求められる一方、社会における看護者の位置付けにもそれにふさわしい配慮が払われることが、切に望まれます。

（１９９６年日本看護協会創立50周年記念式典、皇后美智子様のお言葉より引用）

私たち看護師の力を余すところなく表現してくださったこの言葉に、私は何度も支えられて今日までやってきました。もう一つ、美智子様の言葉を受けてコメントした、聖路加看護大学の学長および聖路加国際病院の看護部長などを歴任した井部俊子先生の言葉にも深く感銘を受けました。

「患者に寄り添い、患者の中に潜む生きようとする力を引き出す」ための価値ある仕事は、時に患者にののしられ暴力をふるわれたり、医者と闘ったりするが、最大の難関は、看護職自身のありようかもしれない。価値ある仕事を自分の中で価値づけておかないと続けられなくなる。そして時には価値ある仕事を相対化し、自分自身を客観化する寛容さが求められる。

（井部俊子氏：株式会社ライフサポート社発行『マネジメントの探求』より引用）

患者一人ひとりの命に寄り添う看護の仕事は、たとえようもないほど価値のある仕事です。その仕事の価値を自分の中で再度見いだすことによって、どのような困難も乗り越えられると信じています。これは、何も看護の仕事に限ったことではありません。介護も福祉もリハビリ職も、すべての職種が大いなる価値のある仕事をしているのです。そしてその力が集まれば、地域にはもっと多くの笑顔が咲き誇ることでしょう。本書を通して、幸せな死に方、そのことから幸せに生きることについて考えるきっかけになれば、著者としてこれ以上嬉しいことはありません。

青木 悠紀子（あおき ゆきこ）

山梨県出身。横浜赤十字看護専門学校を卒業後、横浜赤十字病院に入職。結婚・出産を機として家庭に入ったのち、訪問看護制度が始まる以前、市役所での訪問指導にて「訪問」のキャリアをスタートする。その後は、横浜赤十字病院で訪問看護師を務め、磯子区で第1号の医師会立の訪問看護ステーションにてその開設から参画し管理業務にも従事。加えて、居宅支援センターの立ち上げや、同事業所の管理者も兼務したのちに退職。2008年、悠の木株式会社を設立し現職に就く。

本書についての
ご意見・ご感想はコチラ

命を看つめる

二〇二四年二月二八日　第一刷発行

著　者　青木悠紀子
発行人　久保田貴幸
発行元　株式会社 幻冬舎メディアコンサルティング
〒一五一-〇〇五一　東京都渋谷区千駄ヶ谷四-九-七
電話　〇三-五四一一-六四四〇（編集）
発売元　株式会社 幻冬舎
〒一五一-〇〇五一　東京都渋谷区千駄ヶ谷四-九-七
電話　〇三-五四一一-六二二二（営業）

印刷・製本　中央精版印刷株式会社
装　丁　弓田和則

検印廃止

Printed in Japan　ISBN 978-4-344-94767-2 C0047
幻冬舎メディアコンサルティングHP　https://www.gentosha-mc.com/